essentials

Essentials liefern aktuelles Wissen in konzentrierter Form. Die Essenz dessen, worauf es als „State-of-the-Art" in der gegenwärtigen Fachdiskussion oder in der Praxis ankommt. Essentials informieren schnell, unkompliziert und verständlich.

- als Einführung in ein aktuelles Thema aus Ihrem Fachgebiet
- als Einstieg in ein für Sie noch unbekanntes Themenfeld
- als Einblick, um zum Thema mitreden zu können.

Die Bücher in elektronischer und gedruckter Form bringen das Expertenwissen von Springer-Fachautoren kompakt zur Darstellung. Sie sind besonders für die Nutzung als eBook auf Tablet-PCs, eBook-Readern und Smartphones geeignet.

Essentials: Wissensbausteine aus den Wirtschafts, Sozial- und Geisteswissenschaften, aus Technik und Naturwissenschaften sowie aus Medizin, Psychologie und Gesundheitsberufen. Von renommierten Autoren aller Springer-Verlagsmarken.

Sebastian Singer · Thomas Schwarz
Mark Berneburg

Phototherapie

Eine Einführung in die Wirkmechanis-
men und Anwendungsgebiete

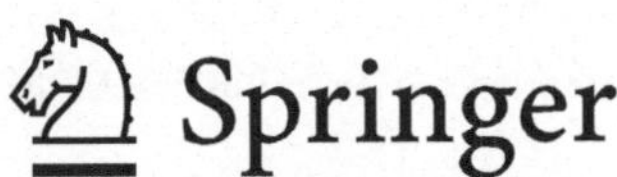

Dr. med. Sebastian Singer
Regensburg, Deutschland

Prof. Dr. med. Mark Berneburg
Regensburg, Deutschland

Prof. Dr. med. Thomas Schwarz
Kiel, Deutschland

ISSN 2197-6708
essentials
ISBN 978-3-658-11114-4
DOI 10.1007/978-3-658-11115-1

ISSN 2197-6716 (electronic)

ISBN 978-3-658-11115-1 (eBook)

Die Deutsche Nationalbibliothek verzeichnet diese Publikation in der Deutschen Nationalbibliografie; detaillierte bibliografische Daten sind im Internet über http://dnb.d-nb.de abrufbar.

Gedruckt auf säurefreiem und chlorfrei gebleichtem Papier

Springer Fachmedien Wiesbaden ist Teil der Fachverlagsgruppe Springer Science+Business Media
(www.springer.com)

Was Sie in diesem Essential finden können

- Eine Einführung in die Grundlagen der Phototherapie.
- Einen Überblick über die photobiologischen Abläufe während einer Phototherapie.
- Eine Synopsis über die wichtigsten Indikationen der UV-A-, UV-B- und PUVA-Therapie.
- Praktische Hinweise für die Durchführung einer Phototherapie.

Vorwort

Bereits in der Antike war bekannt, dass sich Krankheiten der Haut durch Sonnenexposition bessern. Die Anwendung von ultravioletten (UV)-Strahlen des Sonnen-
lichtes für die Behandlung des Lupus vulgaris wird von vielen Autoren als Beginn
der modernen Phototherapie verstanden.

Auch heute, im 21. Jahrhundert, stellt die Phototherapie eine zentrale Säule in
der Behandlung von Hautkrankheiten dar. Dies liegt einerseits daran, dass durch
intensive Forschung die Wirkmechanismen wie Immunmodulation, Apoptosein-
duktion und Kollagenstoffwechseländerung zunehmend besser verstanden werden.
Ein ganz wichtiger Aspekt darüber hinaus ist andererseits aber auch, dass wir aufgrund jahrzehntelanger Erfahrung die klinischen Effekte und vor allem auch die
Nebenwirkungen langfristig kennen und abschätzen können.

Dies hat dazu geführt, dass die Phototherapie nicht nur höchst wirksam ist und
oftmals eine komplette Abheilung erreicht, sondern, dass wir die Phototherapie
heute in einer Form anwenden, die sehr gut verträglich ist.

Um die hohe Sicherheit und gleichzeitig die hohe Wirksamkeit der Photother-
rapie zu erreichen, ist es erforderlich, dass der anwendende Hautarzt mit den Wirkungen und Nebenwirkungen der Phototherapie vertraut ist und Erfahrung in der
praktischen Anwendung sammeln konnte.

Der Einstieg in die theoretischen Kenntnisse und die Durchführung soll mit
diesem Kurzlehrbuch erleichtert werden, in dem Grundlagen der Phototherapie
besprochen, Indikationen, Wirkungen und Nebenwirkungen der unterschiedlichen
Phototherapiemodalitäten diskutiert und praktische Aspekte vorgestellt werden.

Wir würden uns freuen, wenn die Lektüre informativ und gleichzeitig interes-
sant ist und wünschen viel Freude beim Lesen.

Sebastian Singer
Thomas Schwarz
Mark Berneburg

Inhaltsverzeichnis

Autorenhinweise und Fotos

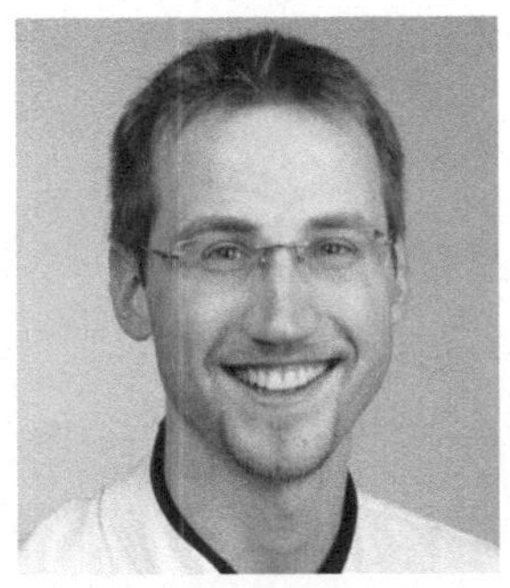

Dr. Sebastian Singer ist Assistenzarzt an der Klinik für Dermatologie und Venerologie am Universitätsklinikum Regensburg. Von 2004 bis 2011 studierte er Humanmedizin an der Universität Regensburg und absolvierte Praktika in Frankreich, England und den USA. 2011 promovierte er auf dem Gebiet der experimentellen Leishmaniasis. Er ist Autor mehrerer Veröffentlichungen in Fachzeitschriften und Lehrbüchern. Am Universitätsklinikum Regensburg ist er unter anderem für die Betreuung der Lichtabteilung zuständig.

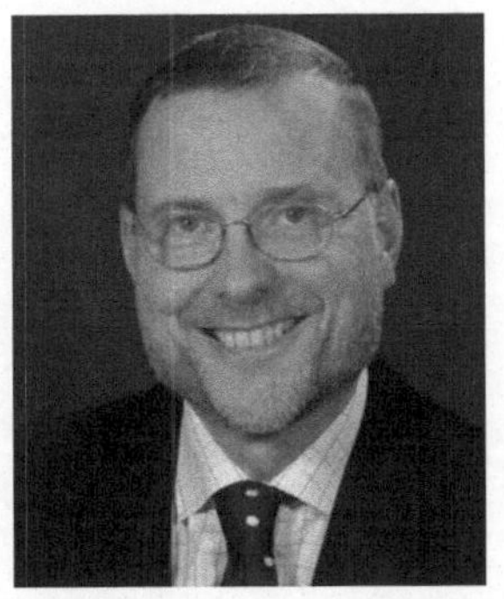

Prof. Dr. Thomas Schwarz ist Direktor der Klinik für Dermatologie, Venerologie und Allergologie, Universitätsklinikum Schleswig-Holstein, Christian-Albrechts-Universität zu Kiel. 2001 folgte er einem Ruf auf eine C3-Professur für Photodermatologie an der Klinik für Dermatologie der Westfälischen Wilhelms-Universität Münster. 2004 übernahm er die Leitung der Klinik für Dermatologie an der Universität Kiel. Sein Forschungsschwerpunkt ist die Photoimmunologie. Er war Präsident der European Society for Dermatologic Research (ESDR) von 2005 bis 2006. Seit 2007 ist er Prodekan der Medizinischen Fakultät der Christian-Albrechts-Universität zu Kiel, seit 2015 Ärztlicher Direktor des Campus Kiel des Universitätsklinikums Schleswig Holstein.

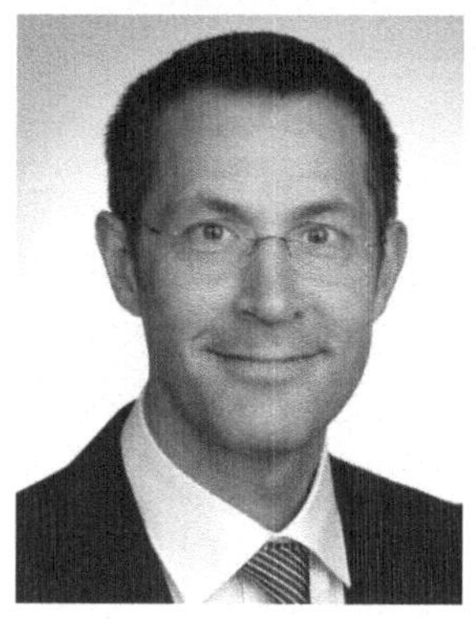

Prof. Dr. Mark Berneburg ist Direktor der Klinik für Dermatologie und Venerologie am Universitätsklinikum Regensburg. 2003 wurde er Oberarzt, 2011 leitender Oberarzt an der Universitäts-Hautklinik Tübingen. 2013 übernahm er die Leitung der Klinik für Dermatologie an der Universität Regensburg. Seit Beginn seiner dermatologischen Tätigkeit beschäftigt er sich klinisch und wissenschaftlich mit der Photodermatologie. Darüber hinaus sind seine Schwerpunkte Genodermatosen, insbesondere Xeroderma pigmentosum. 2014 gründete er das Zentrum für Seltene Erkrankungen (ZSER) am Universitätsklinikum Regensburg.

Grundlagen zur Phototherapie 1

1.1 Physikalische Grundlagen

Die Ultraviolett-Strahlung (UV-Strahlung) ist Bestandteil des elektromagnetischen Wellenspektrums. Unsere Sonne ist eine bedeutsame Quelle für die elektromagnetische Strahlung, der wir tagtäglich ausgesetzt sind. Der Begriff „Licht" beschreibt den für das menschliche Auge wahrnehmbaren Anteil der elektromagnetischen Strahlung mit einer Wellenlänge zwischen 380 (violett) und 700 nm (rot). Kurzwelligere Strahlung wird als UV-Strahlung bezeichnet, langwelligere als Infrarot-Strahlung (IR). Gemäß der physikalischen Formel $E = h \cdot f$ entspricht die Energie E eines Lichtquants (Photon) dem Produkt aus dem Planck'schen Wirkungsquantum h (einer fundamentalen Naturkonstante mit festem Wert) und der Frequenz f. Die Frequenz und die Wellenlänge λ verhalten sich indirekt proportional, wobei die Lichtgeschwindigkeit c der Proportionalitätsfaktor ist: $c = \lambda \cdot f$. Das bedeutet, je kurzwelliger die elektromagnetische Strahlung wird, umso energiereicher ist sie.

Die UV-Strahlung nimmt den Wellenlängenbereich zwischen 100 und 380 nm ein. Gemäß funktioneller Gesichtspunkte teilt man sie weiter auf in UV-A (380–315 nm), UV-B (315–280 nm) und UV-C (280–100 nm) (Meffert und Meffert 2000). Noch kurzwelligere elektromagnetische Strahlung wird der Röntgenstrahlung (10–0,005 nm) und der Gammastrahlung ($<$0,005 nm) zugerechnet. Es gibt auch hiervon abweichende Einteilungen des elektromagnetischen Spektrums (z. B. UV-B: 290–320 nm, UV-A: 320–400 nm, sichtbares Licht: 400–800 nm). Abbildung 1.1 zeigt einen Ausschnitt aus dem beschriebenen elektromagnetischen Spektrum.

© Springer Fachmedien Wiesbaden 2016
S. Singer et al., *Phototherapie, essentials*, DOI 10.1007/978-3-658-11115-1_1

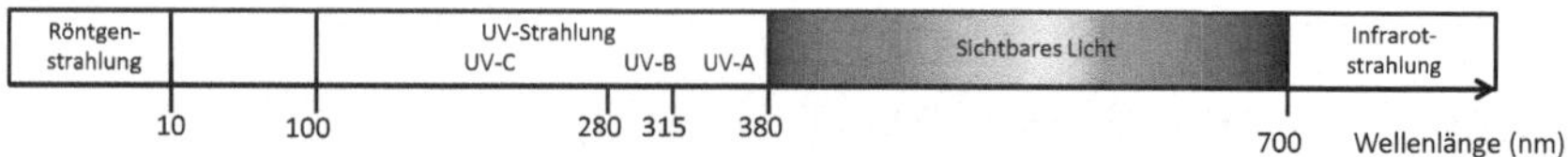

Abb. 1.1 Das elektromagnetische Spektrum

1.2　Photodiagnostische Grundlagen

Zur groben Abschätzung der individuellen UV-Suszeptibilität dient die Einteilung der Hauttypen nach Fitzpatrick (1975). Die höchste Empfindlichkeit für UV-Strahlung haben Personen mit roten Haaren und sehr heller Haut (keltischer Typ). Sie zeichnen sich häufig durch Sommersprossen aus und haben eine hellblaue Augenfarbe. Durch Sonnenexposition kommt es bei diesem **Hauttyp I** nie zu einer Bräunung, sondern lediglich zu einer raschen Erythementwicklung im Sinne einer Dermatitis solaris. Wesentlich häufiger ist in unseren Breitengraden der **Hauttyp II** anzutreffen. Es handelt sich hierbei um meist blonde Personen mit heller Haut und blauen bis grünen Augen (nordischer Typ). Auch ihnen ist eine rasche Erythementwicklung bei fehlendem Sonnenschutz zu eigen, wenngleich es zu einer diskreten Bräunung kommen kann. Der mit Abstand häufigste Hauttyp in Mitteleuropa ist der **Hauttyp III**, der sich durch eine grüne bis braune Irisfarbe und dunkelblonde, braune oder schwarze Haare auszeichnet. Durch UV-Exposition kommt es zu einer langsamen Bräunung, die Erythemneigung nach einem Sonnenbad ist wesentlich geringer als bei den Hauttypen I und II. Der **Hauttyp IV** bezeichnet den sogenannten mediterranen Typ: dunkelbraune bis schwarze Haare, braune Augen und bereits im sonnennaiven Zustand ein hellbraunes bis olivfarbenes Hautkolorit. Eine Erythementwicklung ist bei diesem Hauttyp ungewöhnlich – meist kommt es rasch zu einer Bräunung bei UV-Exposition. Personen mit von Natur aus dunkelbraunem Hautkolorit rechnet man dem **Hauttyp V** zu. Es handelt sich bspw. um Menschen aus Nordafrika und Arabien, die sich durch eine dunkelbraune Iris- und schwarze Haarfarbe auszeichnen. Eine Erythementwicklung unter Sonnenexposition ist äußerst ungewöhnlich. Eine analoge, niedrige individuelle UV-Suszeptibilität weisen Menschen aus Ländern wie Äthiopien oder dem Sudan auf, die sich durch eine schwarze Hautfarbe auszeichnen und dem **Hauttyp VI** zugeordnet werden. Abbildung 1.2 zeigt Gesichter der sechs verschiedenen Hauttypen nach Fitzpatrick.

Die oben genannten Prototypen der UV-Suszeptibilität stellen dabei aber nur grobe Orientierungspunkte dar. Zu groß ist die individuelle Variabilität der UV-Empfindlichkeit. Wie sich im klinischen Alltag zeigt, ist es keine Seltenheit, dass ein Patient mit relativ dunklen Haaren und grünen Augen eine rasche Erythementwicklung nach Sonnenexposition beschreibt und *vice versa*. Für die Abschätzung

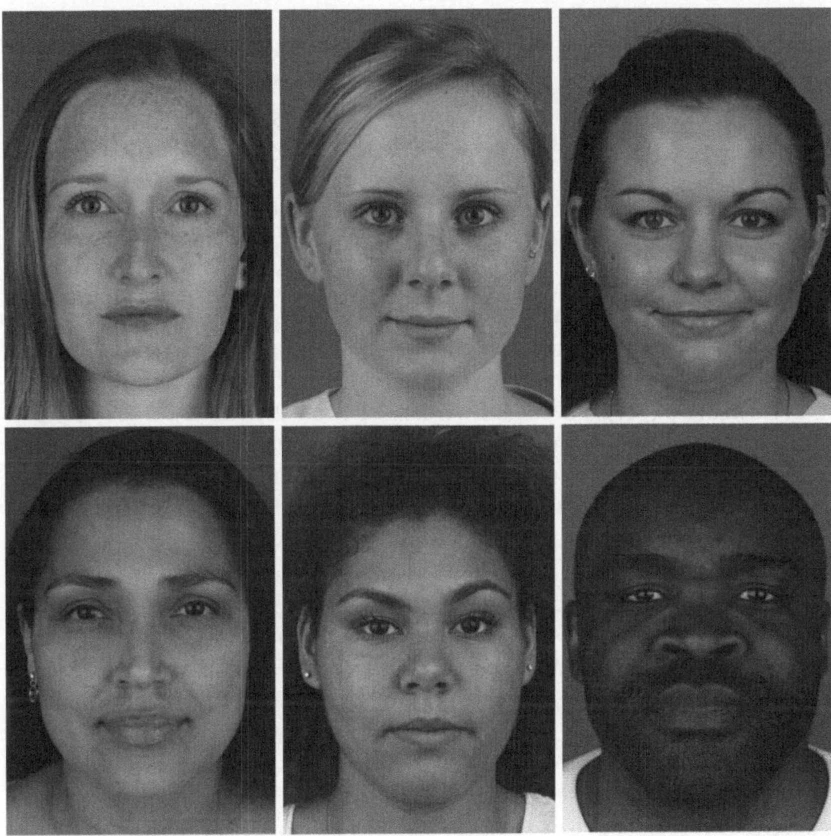

Abb. 1.2 Die 6 Hauttypen nach Fitzpatrick (aufsteigend sortiert von links oben nach rechts unten)

der individuellen UV-Suszeptibilität und damit auch für die Festlegung der Startdosis der Phototherapie ist die anamnestische Klärung der Sonnenempfindlichkeit von vorrangiger Bedeutung.

► **Wichtig** Zur orientierenden Einschätzung der individuellen UV-Suszeptibilität dienen die Einteilung des Hauttyps nach Fitzpatrick und die Bestimmung der MED. Zusätzlich sollte der Patient immer in Hinblick auf seine Sonnenempfindlichkeit und vorangegangene UV-Therapien befragt werden.

Tab. 1.1 Zieldosis der einzelnen Testfelder zur Bestimmung der MED-UV-B bei Beleuchtung mit Breitband-UV-B, angegeben in mJ/cm². (Hölzle et al. 2007)

	Hauttyp I und II	Hauttyp III und IV
1	25	75
2	50	100
3	75	125
4	100	150
5	125	175
6	150	200

Neben der Abschätzung der individuellen UV-Empfindlichkeit durch die Zuordnung zu den Hauttypen steht die physikalische Bestimmung der UV-Empfindlichkeit zur Verfügung. Mittels einer sogenannten Lichttreppe kann die minimale Erythemdosis (MED) bestimmt werden. Es handelt sich hierbei um diejenige UV-Dosis, die gerade noch zu einer sichtbaren Rötung mit scharfer Begrenzung an der Haut führt. Die Bestimmung der MED erfolgt mittels Durchführung einer sogenannten Lichttreppe, welche separat für UV-A und für UV-B erfolgt. Die Testung sollte auf nicht UV-exponierter Haut, beispielsweise dem Gesäß, durchgeführt werden. Die Testung umfasst mehrere Testfelder à 1,5 × 1,5 cm Größe, die während der Bestrahlung der Reihe nach mit einer UV-undurchlässigen Schicht (z. B. Bleigummi von 2 mm Dicke) abgedeckt werden, so dass das zuletzt abgedeckte Areal die höchste kumulative UV-Dosis erhält und das zuerst abgedeckte Feld die niedrigste. Tabelle 1.1 gibt die Empfehlung der Leitlinie für die Zieldosis der einzelnen Testfelder in Abhängigkeit vom vorliegenden Hauttyp nach Fitzpatrick wieder (Hölzle et al. 2007). Die Ablesung erfolgt zum einen unmittelbar nach der Beleuchtung, zum anderen nach 24 h. Die MED-UV-B (minimale Erythemdosis für UV-B-Strahlung) entspricht der applizierten UV-B-Dosis, die nach 24 h zu einer gerade noch erkennbaren, homogenen und scharf begrenzten Rötung führt. Zu erwarten ist eine MED-UV-B von 50 mJ/cm² für den Hauttyp I, von 75 mJ/cm² für den Hauttyp II, von 100 mJ/cm² für den Hauttyp III und von 125 mJ/cm² für den Hauttyp IV (Hölzle et al. 2007).

In analoger Weise kann die MED für UV-A (MED-UV-A) bestimmt werden (siehe Tab. 1.2). Die UV-A-Lichttreppe dient auch zur Bestimmung der Sofortpigmentierung nach UV-A-Exposition, die bis zu 2 h anhält (immediate pigment darkening, IPD), einer Form der Sofortpigmentierung, die bis zu 24 h anhält (persistent pigment darkening, PPD), sowie der UV-A-induzierten Spätpigmentierung, welche nach mehr als 24 h auftritt (minimal tanning dose, MTD). Reguläre MED-UV-A rangieren von 15 J/cm² beim Hauttyp I bis über 80 J/cm² beim Hauttyp IV (Hölzle et al. 2007).

Tab. 1.2 Zieldosis der einzelnen Testfelder zur Bestimmung der MED-UV-A1 bei Beleuchtung mit UV-A1, angegeben in J/cm². (Hölzle et al. 2007)

	Hauttyp I und II	Hauttyp III und IV
1	5	20
2	10	25
3	15	30
4	20	40
5	25	60
6	30	80

Erfolgt eine UV-A-Phototherapie in Kombination mit einer UV-sensibilisierenden Substanz (wie zum Beispiel 8-Methoxypsoralen), so nimmt die UV-Empfindlichkeit zu und die notwendige UV-A-Dosis, die gerade noch eine gut erkennbare, gleichmäßige Rötung hervorruft, ab. Diese wird dann nicht als MED-UV-A bezeichnet, sondern als sogenannte minimale Photoxizitätsdosis (MPD). Sie spielt beispielsweise für die Startdosisfindung bei der PUVA-Behandlung eine Rolle. Die MPD wird nach 48 bis 72 h abgelesen und liegt bei der PUVA-Therapie etwa bei 0,2 bis 2 J/cm² für die Hauttypen I bis III (Lehmann 2012).

1.3   Phototoxizität und Photoallergie

Zurzeit sind rund 400 Substanzen bekannt, die – meist zusammen mit UV-A-Strahlung – zu einer phototoxischen oder photoallergischen Reaktion führen können. Bei diesen handelt es sich um topisch oder systemisch applizierbare Substanzen, die zur Absorption von Photonen imstande sind. Solche sogenannten Chromophore können nach der Absorption eines Lichtquants, zum Beispiel während einer Phototherapie, zu phototoxischen oder photoallergischen Reaktionen führen. Die pathophysiologische Grundlage der wesentlich häufigeren phototoxischen Reaktionen umfassen die Anregung des Chromophors durch UV-Strahlung mit anschließender Energieübertragung auf Lipide, Proteine oder DNS. Hierdurch kommt es zu einer Schädigung von Zellorganellen, die zu Apoptose und Entzündung führen können. Eines der für die Phototherapie bedeutsamsten Chromophore ist 8-Methoxypsoralen (8-MOP), dessen photosensibilisierende Wirkung gezielt bei der PUVA-Therapie eingesetzt wird. Klinisch stellt sich eine phototoxische Reaktion als sonnenbrandartige, scharf begrenzte Rötung dar, die häufig brennende Schmerzen verursacht. Je nach Photosensibilisator können auch urtikarielle, zeitlich verzögerte oder Pseudoporphyrie-artige Veränderungen auftreten.

Bei einer photoallergischen Reaktion, die wesentlich seltener auftritt, bindet ein durch UV-Strahlung angeregtes Chromophor an Eiweißstoffe in der Haut, wodurch

Tab. 1.3 Auswahl an Substanzen mit phototoxischem Potenzial. (Berneburg und Singer 2014)

Teer	Anthrazen Polyzyklische Kohlenwasserstoffe	topische phototoxische Medikamente	klinisches Bild eines Sonnenbrandes häufig brennende Schmerzen nicht selten Abheilung mit Verbleib postinflammatorischer Hyperpigmentierungen abhängig vom Photosensibilisator werden verschiedene Reaktionsmuster unterschieden (urtikariell, verstärkte Sonnenbrand-ähnliche Reaktion, verzögerte Reaktion und Pseudoporphyrie)
Psoralene	5-Methoxypsoralen 8-Methoxypsoralen		
Farbstoffe	Eosin, Bengalrot Methylenblau Thiazide		
Furocumarine	Bärenklau, Bergamotte, Grapefruit, Wiesengräser, Zitrone		
Antiarrhythmika	Amiodaron	systemische phototoxische Medikamente	
Chinolone	Ciprofloxacin Norfloxacin		
Diuretika	Furosemid		
Fibrate	Clofibrat, Fenofibrat		
Immunmodulatoren	Ciclosporin		
NSARs	Ketoprofen, Naproxen, Piroxicam		
Phytopharmaka	Johanniskraut		
Psoralene	5-Methoxypsoralen 8-Methoxypsoralen		
Phenothiazine	Chlorpromazin Promethazin		
Tetrazykline	Doxycyclin		

ein komplettes Antigen entsteht. Analog zu einer Kontaktallergie wird das entstandene Allergen von Langerhans-Zellen phagozytiert, prozessiert und in den lokalen Lymphknoten T-Lymphozyten präsentiert. Derart aktivierte antigenspezifische T-Zellen expandieren und zirkulieren unter anderem in die Haut, wo sie zu einem unscharf begrenzten Ekzem analog einer allergischen Kontaktdermatitis führen. Da die zu Grunde liegenden immunologischen Mechanismen Zeit benötigen, ist für photoallergische Reaktionen eine crescendo-artige Entwicklung mit einem Maximum der klinischen Ausprägung nach 72 h charakteristisch. Einen Überblick über eine begrenzte Auswahl an Substanzen mit photosensibilisierendem Potenzial, unterschieden nach phototoxischer und photoallergischer Reaktion, bieten Tab. 1.3 und Tab. 1.4.

Tab. 1.4 Überblick über einige Substanzen mit photoallergischem Potenzial. (Berneburg und Singer 2014)

Antimikrobielle Substanzen	Halogenierte Salicylanilide Hexachlorophen	topische photoallergische Substanzen	klinisches Bild einer allergischen Kontaktdermatitis, unscharf begrenzt
Duftstoffe	Ambrette Moschus Parfüm-Mix		
NSARs	Ketoprofen		
UV-Filter	Benzophenone, Benzoylmethan, Para-aminobenzoesäure, Zimtsäureester		Crescendo-artige Entwicklung
Chinidin		systemische photoallergische Substanzen	häufig Pruritus
Diuretika	Hydrochlorothiazid		
NSARs	Carprofen Tiaprofensäure		
Phenothiazine	Chlorpromazin Promethazin		
Sulfonamide			

Bestimmte Substanzen, wie nichtsteroidale Antirheumatika (NSARs), können sowohl photoallergische als auch phototoxische Reaktionen hervorrufen. Die Einnahme von photosensibilisierenden Substanzen stellt nicht *per se* eine Kontraindikation für die Durchführung einer Phototherapie dar. Jedoch sollte darauf geachtet werden, dass gegebenenfalls mit einer niedrigeren Dosis bestrahlt und langsamer gesteigert wird. Grundsätzlich kann die vorherige Bestimmung der MPD die Verträglichkeit der Phototherapie bestätigen. Wird unter einer laufenden Phototherapie eine photosensibilisierende Medikation neu angesetzt, so muss unter Umständen die Bestrahlungsdosis reduziert oder bei potenten Photosensibilisatoren (wie Tetrazykline) pausiert werden. Liegt bei dem Patienten eine Photoallergie vor, so gilt prinzipiell die Empfehlung, das Photoallergen strikt zu meiden – sollte dies nicht möglich sein, so ist bei dem Patienten auf eine UV-Karenz zu achten und eine Phototherapie kontraindiziert (Berneburg und Wilm 2015). Generell sollten die Patienten dazu angehalten werden, mindestens zwei Stunden vor der UV-Bestrahlung keine Cremes, Parfums oder andere Externa auf die zu bestrahlenden Hautareale aufzutragen. Zu beachten ist ferner die mögliche Photosensibilisierung durch Furocumarine in Pflanzen wie dem Bärenklau. Eine Exposition zu Wiesengräsern und anderen Pflanzen (zum Beispiel durch Gartenarbeit oder dem Liegen auf einer Wiese) sollte vor einer UV-Bestrahlung vermieden werden.

Wirkmechanismen und Anwendungsgebiete der Phototherapie

2

Die biologische Wirkung der UV-Strahlung hängt maßgeblich von der Wellenlänge ab. Das von der Sonne emittierte elektromagnetische Spektrum wird zunächst von der Erdatmosphäre gefiltert. UV-C wird dabei in der Ozonschicht der Stratosphäre vollständig herausgefiltert und spielt für die Betrachtung in unseren Breiten praktisch keine Rolle. Demgegenüber erreichen ein erklecklicher Anteil des UV-A und UV-B die Erdoberfläche und sind hier von großer biologischer Bedeutung. Die Intensität von UV-A im solaren UV-Spektrum, welches die Erdoberfläche erreicht, ist dabei um den Faktor 1000 höher als die Intensität von UV-B.

Während etwa 35 % des auf die Hautoberfläche treffenden UV-B die Epidermis erreichen und noch etwa 15 % die Dermis, kann UV-A-Strahlung tiefer in das Integument eindringen. An die 80 % des UV-A dringen in die Epidermis, etwa 60 % erreichen die Dermis und ungefähr 1 % gelangt noch bis in die Subkutis. Dies impliziert, dass UV-A eine biologische Wirkung in tieferen Hautschichten entwickeln kann, in die das kurzwelligere UV-B nicht vordringt. Generell nimmt die Eindringtiefe von UV-Strahlung, bedingt durch Streuung, mit ansteigender Wellenlänge zu. Abbildung 2.1 verdeutlicht die Eindringtiefe der Strahlungsarten und gibt einen Überblick über die im Folgenden beschriebenen photobiologischen Effekte.

► **Wichtig** Die Eindringtiefe von UV-Strahlung nimmt mit abnehmender Wellenlänge ab.

Es liegt indes auf der Hand, dass sich die biologische Wirkung der UV-Strahlung in Abhängigkeit ihrer Wellenlänge kontinuierlich verändert und nicht an arbiträren Spektrumgrenzen sprunghaft wechselt. Die einzelnen photobiologischen Effekte sollen im Folgenden unter der sie hauptsächlich verursachenden Strahlungsform besprochen werden. Das heißt aber nicht, dass nicht auch andere Anteile des elektromagnetischen Spektrums ähnliche Effekte hervorrufen können. Grundsätzlich

© Springer Fachmedien Wiesbaden 2016
S. Singer et al., *Phototherapie*, essentials, DOI 10.1007/978-3-658-11115-1_2

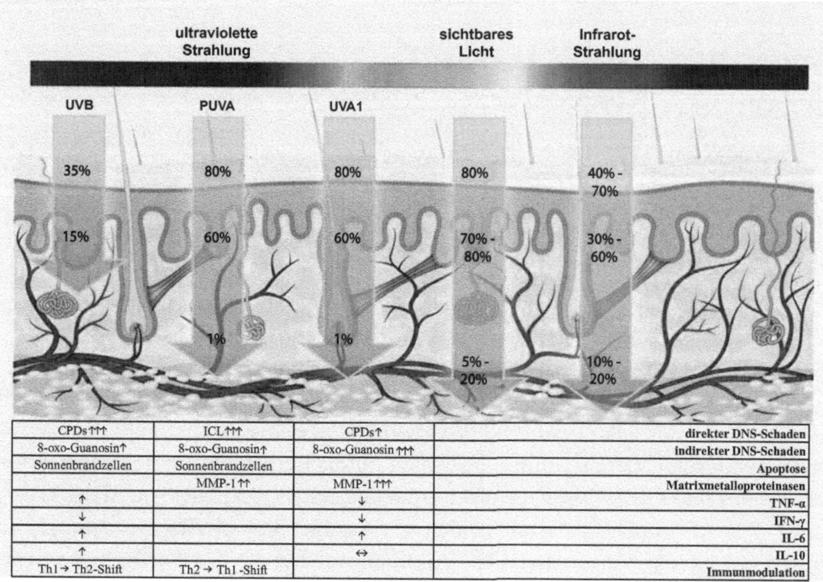

CPDs↑↑↑	ICL↑↑↑	CPDs↑		direkter DNS-Schaden
8-oxo-Guanosin↑	8-oxo-Guanosin↑	8-oxo-Guanosin ↑↑↑		indirekter DNS-Schaden
Sonnenbrandzellen	Sonnenbrandzellen			Apoptose
	MMP-1 ↑↑	MMP-1 ↑↑↑		Matrixmetalloproteinasen
↑		↓		TNF-α
↓		↓		IFN-γ
↑		↑		IL-6
↑		↔		IL-10
Th1 → Th2-Shift	Th2 → Th1 -Shift			Immunmodulation

Abb. 2.1 Photobiologische Effekte elektromagnetischer Strahlung. (Modifiziert nach Berneburg et al. 2013; York und Jacobe 2010)

entfalten die Phototherapie und die Photochemotherapie ihre biologische Wirkung durch

1. eine Induktion von DNS-Schäden und der Einleitung von Apoptose sowie weiteren Mechanismen des Zelluntergangs,
2. eine Immunmodulation und
3. eine Beeinflussung des Kollagenstoffwechsels.

Die exakten zeitlichen und kausalen Zusammenhänge der oben genannten Faktoren auf zellulärer und molekularer Ebene sind derzeit weiter Gegenstand aktueller Forschung und noch nicht bis ins letzte Detail verstanden. Wahrscheinlich aber kommt es bedingt durch UV-Strahlung relativ früh zu einer Schädigung der DNS, wobei es keine Rolle spielt, ob diese Schädigung direkt durch die UV-Strahlung oder indirekt durch beispielweise reaktive Sauerstoffspezies hervorgerufen wird. Diese DNS-Schäden führen je nach Ausmaß zur Induktion von Reparaturmechanismen, Apoptose (oder anderen Formen des Zelluntergangs) und der Expression pro- und antiinflammatorischer Zytokine und Proteine mit Einflussnahme auf den Kollagenstoffwechsel. Die Qualität und Quantität dieser UV-induzierten Effekte variieren dabei in Abhängigkeit vom Wellenlängenbereich der eintreffenden Strahlung und werden daher im Folgenden innerhalb der jeweiligen UV-Bereiche konkretisiert.

Vor diesem Hintergrund muss auf einen entscheidenden Unterschied zwischen DNS-Schäden und Mutationen hingewiesen werden. Es ist ein ganz natürliches und sich tagtäglich wiederholendes Ereignis, dass die DNS unserer Zellen durch äußere aber auch innere Faktoren geschädigt wird. Die Haut als unsere äußere Abgrenzung ist davon in besonderem Maße betroffen. Solare UV-Strahlung aber auch die uns ständig umgebende natürliche Radioaktivität führen zu einer Schädigung des Erbguts in den Zellen unserer Haut. Da unsere DNS aus zwei kodierenden Strängen mit komplementärem Informationsgehalt besteht, kann solch ein Schaden wieder korrigiert werden. Diese Reparatur muss jedoch vor der nächsten Zellteilung abgeschlossen sein. Zur Reparatur steht der Zelle ein Spektrum an Enzymen und Proteinen zur Verfügung, die beispielsweise den Zeitraum bis zur nächsten Zellteilung verlängern (sogenannter Zellzyklusarrest) und die beschädigte Nukleobase austauschen (Basenexzisionsreparatur) oder einen kleinen Teil des fehlerhaften Einzelstrangs herausschneiden und orientierend am komplementären, nicht beschädigten Strang neu bilden (Nukleotidexzisionsreparatur). Erst wenn das Ausmaß der DNS-Schädigung die Reparaturkapazität überschreitet und die Fehler nicht korrigiert werden können, kommt es bei der Neusynthese der DNS im Rahmen der Zellteilung zur Festschreibung einer Mutation. In Patienten, bei denen die an der Korrektur beteiligten Proteine defekt sind, kommt es demnach viel häufiger zu Mutationen. Ein prominentes Beispiel für eine derartige Erkrankung mit enorm gesteigerter UV-Suszeptibilität ist Xeroderma pigmentosum, eine äußerst seltene genetische Erkrankung mit einem Defekt im Nukleotidexzisionsreparatur-Mechanismus. Ohne strikten Sonnenschutz entwickeln diese Patienten, die auch als Mondscheinkinder bezeichnet werden, frühzeitig Sonnenschäden und Hautkrebs. Anhand der Pathophysiologie dieser Erkrankung lässt sich der Unterschied zwischen DNS-Schäden und Mutationen klinisch verdeutlichen.

2.1 UV-C

Wie bereits zuvor erwähnt, wird UV-C praktisch vollständig in der Erdatmosphäre herausgefiltert und spielt für die photobiologische Wirkung des Sonnenspektrums in unseren Breiten keine Rolle. UV-C induziert fast ausschließlich die Entstehung von Cyclobutan Pyrimidin Dimeren (CPDs) und findet demnach häufig in der *in vitro*-Untersuchung UV-induzierter DNS-Schäden Anwendung (Cadet et al. 2005; Pfeifer et al. 2005). Aufgrund seiner hohen antimikrobiellen Potenz wird die

Anwendung von UV-C zur Oberflächendesinfektion auch *in vivo* diskutiert (Yin et al. 2013). Bisher gibt es jedoch nur eine begrenzte Zahl an Untersuchungen und Veröffentlichungen, so dass eine medizinische Anwendung zum heutigen Zeitpunkt nicht stattfindet. Zur Desinfektion nichtlebenden Materials (Oberflächen, Flüssigkeiten, Gase) wird UV-C indes bereits verwendet.

2.2 UV-B

UV-B hat eine kürzere Wellenlänge als UV-A und ist damit die energiereichere Strahlung. Da die Eindringtiefe der Strahlung parallel zur Wellenlänge abnimmt, dringt UV-B weniger tief in die Haut ein. Etwa 35 % des auf die Hautoberfläche treffenden UV-B erreichen die Epidermis, nur 15 % die Dermis und entfalten dort ihre biologische Wirkung. Nach vermehrter Exposition zu UV-B kommt es typischerweise zu einem Erythem, das nach 12 bis 24 h auftritt und durch eine Prostaglandin- und Stickstoffmonoxidsynthese mit darauf folgender Vasodilatation hervorgerufen wird (Rhodes et al. 2001). 48 bis 72 h nach UV-B-Exposition wird eine Pigmentierung sichtbar, die als charakteristische Sonnenbräunung wahrgenommen wird (sogenannte Spätpigmentierung). UV-B ist essenziell für die endogene Bildung von Vitamin-D-Hormon, da es eine Photoisomerisierung der inaktiven Vorstufe 7-Dehydrocholesterol in der Epidermis bewirkt. Fensterglas ist für UV-B praktisch komplett undurchlässig.

Einer der wichtigsten photobiologischen Effekte von UV-B besteht in einer direkten Schädigung des Erbguts. An DNS-Abschnitten mit benachbarten Pyrimidinbasen (dazu gehören Thymin und Cytosin) kann es nach Absorption von UV-B zu deren kovalenten Verknüpfung kommen (Cadet et al. 2005). Dieser Vorgang wird als Dimer-Bildung bezeichnet. Zu den bedeutendsten Dipyrimidindimeren gehören die Cyclobutan Pyrimidin Dimere (CPDs) und die Pyrimidin (6-4) Pyrimidon Photoprodukte (6-4PPs). Zahlenmäßig dominieren die CPDs, die etwa 70–80 % aller UV-Schäden ausmachen (Kim et al. 1994). Denkbare CPDs entstehen dabei zwischen zwei Thymin-Basen, einer Thymin- und einer Cytosin-Base, einer Cytosin- und einer Thymin-Base oder zwei Cytosin-Basen (TT, TC, CT, CC; die Paarungen sind in abnehmender Häufigkeit geordnet). Solche Photoprodukte stören die Funktion der an der Replikation und Transkription beteiligten Enzyme. Die genaue Paarung hat großen Einfluss auf die biologische Bedeutung des UV-Schadens. In den meisten Fällen entsteht ein CPD aus zwei Thymin-Basen, welches chemisch stabil und somit auch kaum mutagen ist. Bildet sich indes ein Photoprodukt unter Beteiligung einer Cytosin-Base, so kann sich dieses durch eine chemische Reaktion weiter verändern. Durch Hydrolyse und anschließende

Desaminierung des Photoproduktes können aus den Cytosin-Basen Uracil-Basen entstehen. Bei der Replikation dieses lichtgeschädigten Abschnittes wird nun Adenin als die zu Uracil komplementäre Base eingebaut (und nicht Guanin, welches komplementär zu Cytosin ist). Da Uracil in der regulären DNS nicht vorkommt, wird es im Folgenden durch Thymin ersetzt. In der Summe ist im Tochterstrang eine C → T oder CC → TT Transition entstanden, je nachdem, ob eine oder zwei Cytosin-Basen am Photoprodukt beteiligt waren. Diese C → T und CC → TT Mutationen sind dabei so charakteristisch für UV-Schäden, dass sie als Signatur-Mutationen bezeichnet werden (Brash 2014). Da auch UV-A zu deren Bildung beiträgt, sind sie nicht pathognomisch für UV-B (Rünger 2008).

▶ **Wichtig** C → T und CC → TT Mutationen sind so charakteristisch für UV-Schäden, dass sie als Signatur-Mutationen bezeichnet werden.

Neben CPDs kann es nach der Absorption von UV-B durch eine differierende kovalente Verknüpfung zweier benachbarter Pyrimidinbasen zur Entstehung von 6-4PPs kommen. Diese entstehen im Vergleich zu CPDs in geringerer Zahl, machen aber immer noch etwa 20–30 % aller UV-Schäden aus (Kim et al. 1994). 6-4PPs können in einer zweiten Photoreaktion nach Absorption von UV-B-Strahlung in einem Bereich von 320 nm in ein sogenanntes Dewar Valenz-Isomer überführt werden (Taylor und Cohrs 1987). Verglichen mit CPDs scheinen 6-4PPs und deren Dewar Valenz-Isomere einen größeren destabilisierenden Einfluss auf die DNS zu besitzen und müssen als hoch mutagen eingestuft werden. Besonders 6-4PPs mit einer Beteiligung von Thymin-Basen führen hierbei zu Mutationen. Beobachtet werden vorwiegend Punktmutationen mit einem Einbau von Cytosin statt Thymin (T → C Mutation, Lee et al. 1999).

▶ **Wichtig** Durch Absorption von UV-B-Strahlung können in der DNS hauptsächlich 3 Typen von Bipyrimidin-Photoprodukten entstehen: CPDs, 6-4PPs und deren Dewar-Valenz-Isomere.

Entsteht nach Absorption von UV-Strahlung eine Schädigung der DNS, ist deren reguläre Struktur gestört, was zu einer Behinderung von Transkription und Replikation führt. Die strukturelle Schädigung der DNS-Doppelhelix ist bei den CPDs relativ gering ausgeprägt und erreicht bei den 6-4PPs ein relevantes Ausmaß (Lee et al. 1999). Eine Zelle, die solche DNS-Schäden erkennt, initiiert Reparaturmechanismen. Die einzelnen Schäden werden dabei in unterschiedlicher Geschwindigkeit repariert: die Korrektur von CPDs dauert am längsten, 6-4PPs werden schneller repariert als ihre Dewar-Valenz Isomere (Michel und Nairn 1989). In einzelnen Organismen wie beispielsweise Algen aber nicht im Menschen stehen den Zellen stehen hierfür sogenannte Photolyasen zur Verfügung. Hierbei handelt es sich um Enzyme, die unter Verwendung von blauem Licht die Photoprodukte in die ursprünglichen, nicht kovalent verknüpften Basen überführen (Sancar 2003). Es existieren spezifische CPD-Photolyasen und (6-4)-Photolyasen, die ausschließlich ihre namensgebenden Photoprodukte reparieren können. Neben den Photolyasen können die beschädigten Basen mittels der sogenannten Basenexzsionsreparatur (BER) auch exzidiert und orientierend am komplementären Strang die korrekte Nukleobase via DNA-Polymerase neu synthetisiert werden. Der bedeutendste Reparaturmechanismus für UV-Schäden ist indes die Nukleotidexzisionsreparatur (NER).

Kann der Schaden vor einer Replikation des Abschnittes nicht rechtzeitig repariert werden, so steht der Zelle ein weiterer Mechanismus zur Korrektur zur Verfügung: die sogenannte transläsionale DNS Synthese (TLS). Es gibt für solche Zwecke spezielle Polymerasen, die zur Verfügung stehen, wenn ein DNS-Schaden vorliegt und die regulären Polymerasen durch sterische Behinderung an diesem Schaden stoppen müssen. Diese sogenannten TLS-Polymerasen arbeiten jedoch weniger genau, verglichen mit den klassischen DNS-Polymerasen, so dass es leichter zur Entstehung von Mutationen kommen kann (Livneh 2001). Als eine Art letzter Ausweg steht einer UV-geschädigten Zelle die Einleitung des programmierten Zelltods, der Apoptose, zur Verfügung. Dass es nach UV-Exposition zu einem vermehrten Auftreten apoptotischer Keratinozyten kommt, ist seit langem bekannt (Young 1987). Derartige apoptotische Keratinozyten werden als Sonnenbrandzellen bezeichnet. Neuere Untersuchungen legen nahe, dass neben der Apoptose auch Nekrose eine bedeutende Rolle in der Photobiologie spielt (Borkowski et al. 2014). Anders als bei der Apoptose werden bei der Nekrose intrazelluläre Bestandteile unkontrolliert in den Extrazellulärraum entlassen. So konnte gezeigt werden, dass durch UV-B geschädigte Keratinozyten doppelsträngige RNS freisetzen. Diese RNS hat eine parakrine Wirkung und kann über den Toll-like Rezeptor 3 (TLR3) die Ausschüttung von Zytokinen wie TNF-α und IL-6 durch benachbarte Keratinozyten anstoßen (Bernard et al. 2012). Die Aktivierung von TLR3 auf Keratinozyten führt ferner zu einer gesteigerten Expression der am Fettmetabolismus beteiligten Gene, was möglicherweise die Barrierefunktion der UV-geschädigten Epidermis wiederherzustellen hilft (Borkowski et al. 2013).

Effektiv hat UV-B eine proapoptotische und immunmodulierende Wirkung auf die Haut. Unter anderem scheinen HMGB1 und der Toll-like Rezeptor 4 (TLR 4) eine immunsuppressive Wirkung zu haben. Das Protein HMGB1 ist eine Art Gefahrensignal, welches von nekrotischen Zellen ausgeschüttet wird und welches nach UV-B-Exposition auch vermehrt in Keratinozytenkulturen gemessen wird

(Johnson et al. 2013). HMGB1 ist neben Hyaluronsäure, Harnsäure, Hitzeschock-proteinen, Defensinen und Lipopolysacchariden (Kono und Rock 2008) ein mög-licher Ligand von TLR 4. Lewis et al. konnten kürzlich zeigen, dass TLR $4^{-/-}$ Mäuse nach Exposition zu UV-B und dem Kontaktallergen DNFB eine manifeste Kontaktallergie entwickeln, die bei TLR4$^{+/+}$ Mäusen signifikant geringer ausfällt (Lewis et al. 2011). UV-B scheint demnach via TLR 4 die zelluläre Immunantwort zu inhibieren. Dieser Effekt wird wahrscheinlich durch CD4$^+$CD25$^+$Foxp3$^+$ regu-latorische T-Zellen vermittelt.

▶   **Wichtig** Effektiv hat UV-B eine proapoptotische und immunmodulie-rende Wirkung auf die Haut. UV-B stößt die Bildung proinflammatori-scher (IL-1, IL-6, IL-8, TNF-α) sowie antiinflammatorischer Zytokine an (IL-4, IL-10).

Für die immunsupprimierende Wirkung von UV-B ist neben der beobachteten Änderung des Zytokinmilieus auch die Induktion von Apoptose in epidermalen Lymphozyten verantwortlich. Wahrscheinlich kommt es durch die Anhäufung von CPDs, 6-4PPs und Dewar Valenzisomeren zur Induktion von Apoptose und Nekro-se. Werden CPDs durch Zugabe externer Reparaturenzyme entfernt, hebt dies die immunsuppressiven Effekte des UV-B auf (Stege et al. 2000). Darüber hinaus ist bekannt, dass UV-B an der Apoptose beteiligte Proteine aktivieren kann: darunter den Todesrezeptor Fas (CD95), TNF und TRAIL-Rezeptoren (Aragane et al. 1998; Kulms et al. 2002). Die proapoptotische Wirkung, vor allem auf epidermale Lym-phozyten (Ozawa et al. 1999), ist für die therapeutische Wirksamkeit des UV-B entscheidend. Aus dieser proapoptotischen Wirkung auf T-Lymphozyten erklärt sich die gute Wirksamkeit der UV-B-Therapie bei Patienten mit kutanen T-Zell-Lymphomen. Nicht apoptotische T-Zellen sind nach einer UV-B-Therapie in ihrer Fähigkeit, Interferon-γ (IFN-γ) zu produzieren, zusätzlich eingeschränkt (Piskin et al. 2004). Dieser Effekt wird durch Galektin-7, welches zu den Lektinen gehört und nach UV-B-Behandlung vermehrt im Gewebe nachgewiesen werden kann, mit vermittelt (Yamaguchi et al. 2013). Galektin-7 wirkt proapoptotisch auf T-Zellen und hemmt deren Bildung von Interleukin 2 (IL-2). UV-B hemmt ferner die Bil-dung von IL-12, inhibiert Th17-vermittelte Immunreaktionen (Rácz et al. 2011) und induziert die Bildung von IL-4 (Walters et al. 2003). Darüber hinaus kommt es nach einer UV-B-Therapie zu einer Hochregulation antimikrobieller Peptide in der Haut (Hong et al. 2008). Somit hemmt UV-B zwar einerseits den adaptiven Teil des Immunsystems, aktiviert aber gleichzeitig das angeborene Immunsystem mit-tels Hochregulation verschiedener antimikrobieller Peptide, die von Keratinozyten nach UV-B-Bestrahlung ausgeschüttet werden. Darunter finden sich verschiedene

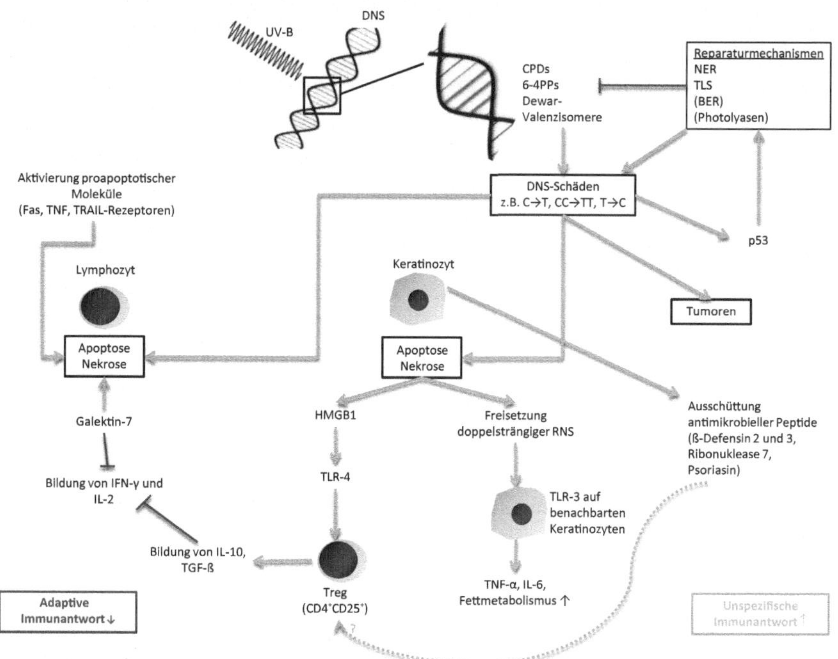

Abb. 2.2 Synopsis über die photobiologischen Effekte von UV-B

Defensine (ß-Defensin-2, -3), RNasen (Ribonuklease-7) und S100-Proteine (Psoriasin) (Gläser et al. 2009). Diese helfen bakterielle Infektionen UV-bestrahlter Haut zu verhindern. Im Mausmodell stößt das murine ß-Defensin-14 zusätzlich die Induktion regulatorischer T-Zellen an, die T-Zell-gebundene Immunreaktionen wie Kontaktallergien hemmen (Navid et al. 2012).

Zusammenfassend kann die immunmodulatorische Wirkung von UV-B durch einen Shift beschrieben werden, der weg von einer Th1-Reaktion und hin zu einer Th2-Antwort geht. Dieser Effekt ist auf die Haut begrenzt (Ekman et al. 2013). Abbildung 2.2 zeigt einen Überblick über die beschriebenen photobiologischen Effekte von UV-B.

▶ **Wichtig** Die immunmodulatorische Wirkung von UV-B beschreibt einen Th1 → Th2-Shift.

Tab. 2.1 Bedeutendste Indikationen zur UV-B-Phototherapie. (Herzinger et al. 2015)

Indikation	UV-B-Breitband	UV-B-311 nm
Psoriasis	+	++
Atopische Dermatitis	+	++
Pruritus, Prurigo	+	+
Parapsoriasis en plaques	+	+
Mycosis fungoides (Patch-Stadium)	+	+
Prophylaxe der polymorphen Lichtdermatose	+	++
Vitiligo	–	++
Pityriasis lichenoides	+	0
Lymphomatoide Papulose	+	0
Seborrhoische Dermatitis	+	+
HIV-assoziierte pruritische Eruptionen	+	0
Kutane Graft-versus-Host-Erkrankung	+	+
Pigmentpurpura	0	+
Chronisch-spontane Urtikaria	0	+
Solare Urtikaria	0	+

Anwendungsmöglichkeiten von UV-B:

Zur Behandlung mit UV-B stehen zwei Modalitäten zur Verfügung: Das UV-B-Breitband nutzt den gesamten UV-B-Bereich (280–315 nm), während bei der Schmalspektrum-UV-B-Therapie selektiv eine Wellenlänge im Bereich von 311 nm verwendet wird (z. B. UV-B-311 nm). Für das atopische Ekzem (Garritsen et al. 2014), die Psoriasis (Lapolla et al. 2011), die polymorphe Lichtdermatose (Dummer et al. 2003; Bilsland et al. 1993) und die Vitiligo (Njoo et al. 2000) wurde die Überlegenheit der Schmalspektrum-Therapie bereits belegt. Es gibt allerdings Anhaltspunkte dafür, dass UV-B-311 nm häufiger Mutationen im Tumorsuppressorgen *p53* auslöst und damit eine höhere karzinogene Wirkung hat (Yogianti et al. 2012). Es bleibt festzuhalten, dass die Phototherapie eine äußerst wirkungsvolle Therapieoption darstellt und das Risiko der Hautkrebsinduktion bislang in allen Studien als fast vernachlässigbar gering einzuschätzen ist. Dies gilt sowohl für das Breitband wie auch für das Schmalspektrum von UV-B. Tabelle 2.1 gibt einen Überblick über die wichtigsten Indikationen zur UV-B-Phototherapie.

Zur Festlegung der Startdosis kann zunächst die MED-UV-B bestimmt werden. Die Dosis der ersten Behandlung entspricht in diesem Fall 70 % der MED-UV-B. Alternativ kann die Startdosis anhand des Hauttyps nach Fitzpatrick orientierend

Tab. 2.2 Empfohlene Startdosis für eine UV-B-Therapie, Angaben in mJ/cm². (Herzinger et al. 2015)

Hauttyp	UV-B-Breitband	UV-B-311 nm
I	20	200
II	30	300
III	50	500
IV	60	600

an Tab. 2.2 festgelegt werden. Diese entspricht in 70 % der Fälle der mittels MED bestimmten Anfangsdosis.

Eine Behandlung mit UV-B sollte 3- bis 6-mal wöchentlich erfolgen. Es empfiehlt sich, die Behandlung hochfrequent zu beginnen, zum Beispiel während eines stationären Aufenthaltes täglich Montag bis Freitag, und im Verlauf ambulant, orientierend am Hautbefund, auszuschleichen. Bei Erscheinungsfreiheit ist eine langfristige Erhaltungstherapie obsolet. Dies trifft auch für die Mycosis fungoides zu, die früher auch über die Erscheinungsfreiheit hinaus weiter behandelt wurde, um die Remissionszeit zu verlängern (Dummer et al. 2007). Kommt es unter der Phototherapie zu einer Aggravation der Dermatose, so kann die Behandlungsfrequenz auch wieder gesteigert werden, falls die Phototherapie gut vertragen wird.

Das durch UV-B hervorgerufene Erythem, dessen Maximum nach 12 bis 24 h erreicht ist, gilt als Therapieindikator. Ein minimales, gerade noch wahrnehmbares Erythem weist auf eine optimale UV-Dosis hin. Kommt es zu keiner Erythementwicklung, so sollte die Dosis um 10 bis 30 % gesteigert werden. Die Entstehung eines persistierenden Erythems sollte eine Dosisminderung, die Entwicklung von Blasen eine Therapiepause nach sich ziehen.

Psoriasis Bei der Psoriasis findet sich eine überschießende zelluläre Immunantwort mit einer Th1-Dominanz. Die exzellente Wirksamkeit der UV-B-Therapie bei Psoriasis fußt wahrscheinlich auf dem Th1 → Th2-Shift. Die Schmalspektrum-Behandlung mit 311 nm ist einer Breitbandanwendung des UV-B signifikant überlegen (Berneburg 2005). Bei schweren Formen einer Psoriasis scheint die PUVA-Therapie der UV-B-Behandlung überlegen zu sein (Tanew et al. 1999), was möglicherweise der geringeren Eindringtiefe des UV-B geschuldet ist. Eine dreimal wöchentliche Bestrahlung zeigte sich in Studien wirksamer als zwei oder fünf Behandlungen pro Woche, wobei eine langsame Steigerung der Dosis weniger erythematogen und wirkungsvoller scheint (Berneburg et al. 2005).

Atopisches Ekzem Die Behandlung der atopischen Dermatitis mit UV-B-311 nm ist einer Therapie mit Breitband UV-A/UV-B überlegen und einer Therapie mit Mitteldosis-UV-A1 äquipotent (Reynolds et al. 2001; Legat et al. 2003).

Vitiligo   Zur Behandlung der Vitiligo eignet sich die Schmalspektrum-UV-B-Therapie, auch bei Kindern (Njoo et al. 2000) und führt bei etwas mehr als der Hälfte der Patienten zu einer deutlichen Repigmentierung. Sie ist einer Behandlung mit UV-A und PUVA ebenbürtig (Xiao et al. 2014). Die Therapiedauer korreliert mit dem Maß der Repigmentierung und liegt bei sechs, besser zwölf Monaten.

Parapsoriasis en plaques/Mycosis fungoides   Die UV-B-311 nm-Therapie ist gut zur Behandlung einer Parapsoriasis und MF geeignet (Herzinger et al. 2005). Bei den meisten Patienten kommt es zu einer Voll-, seltener zu einer Teilremission. Ein Problem stellen die kurzen Remissionszeiten dar, die je nach Studie zwischen 6 Wochen und 66 Monaten liegen (Berneburg et al. 2005). Eine Fortführung der UV-Therapie in einer Erhaltungsdosis zur Verlängerung der Remissionszeit wird nicht mehr empfohlen. Die erzielten Remissionsraten sind nach systemischer PUVA-Behandlung geringfügig höher, die Remissionszeiten etwas länger.

Prophylaxe der polymorphen Lichtdermatose   Hierzu eignet sich bestens die Schmalspektrum-UV-B-Therapie, die einer kombinierten UV-A/UV-B-Behandlung überlegen ist (Dummer et al. 2003). Alternativ ist eine Behandlung mittels PUVA ebenfalls gut geeignet, wobei aber das höhere Langzeitnebenwirkungsprofil zu beachten ist.

2.3   UV-A

UV-A macht etwa 95 % der auf die Erdoberfläche auftreffenden solaren UV-Strahlung aus. Verglichen mit UV-B und UV-C ist es die energieärmste Strahlung. Nichtsdestotrotz handelt es sich um die tiefenwirksamste UV-Strahlung: Noch etwa 60 % der Strahlung erreichen die Dermis. In höheren Dosen ruft UV-A ein Soforterythem hervor, welches sich aber von einem klassischen Sonnenbrand unterscheidet, da die Keratinozyten nicht geschädigt werden. So finden sich in einem UV-A-getriggerten Soforterythem keine Sonnenbrandzellen (apoptotische Keratinozyten). Bei UV-A unterscheidet man einen längerwelligen Anteil, das sogenannte UV-A1 (340 bis 400 nm) von einem kurzwelligen UV-A2 (320 bis 340 nm). Diese Unterscheidung ist von besonderem photobiologischen Interesse, da die Wahrscheinlichkeit direkter DNS-Schäden mit zunehmender Wellenlänge (und damit sinkender Energie) abnimmt. Fensterglas ist für UV-A durchlässig und somit bieten beispielsweise ein Wintergarten und ein Autofenster keinen suffizienten Schutz vor den Langzeitnebenwirkungen der solaren UV-A-Strahlung.

UV-A-Strahlung bewirkt eine indirekte Schädigung der DNS durch die Bildung reaktiver Sauerstoffspezies (ROS). UV-A wird dabei durch Chromophore absorbiert. Dabei handelt es sich um endogene Photosensibilisatoren, die nach der Anregung durch UV-A die Bildung von ROS anstoßen, welche wiederum die verschiedensten Biomoleküle (DNS, Proteine, Enzyme, Kohlenhydrate und Lipide) schädigen können. Zu den Chromophoren zählen beispielsweise Flavine, Porphyrine, Melanin und verschiedene Vitamine. Zu den Mechanismen, die zu einer Schädigung der DNS führen können, zählen die Bildung von Singulett-Sauerstoff ($^1O_2$), die Ein-Elektronen-Oxidation und die Entstehung von Hydroxyl-Radikalen ($^{\cdot}OH$). Singulett-Sauerstoff kann entstehen, wenn durch UV-A angeregte Chromophore Energie auf molekularen Sauerstoff übertragen. Singulett-Sauerstoff greift in der DNS ausschließlich Guanin an, wodurch 8-oxoGua entsteht (Cadet et al. 2006). Andererseits können angeregte Chromophore in Form einer Ein-Elektronen-Oxidation auch direkt DNS-Bestandteile oxidieren. Das Hauptziel dieser Oxidation ist wiederum Guanin, wobei in geringerem Maße auch die anderen 3 Nukleobasen (Adenin, Thymin, Cytosin) oxidiert werden können (Cadet et al. 2012). Nach Elektronenabgabe entsteht hauptsächlich $Gua^{\cdot+}$, welches zu 8-oxoGua oder 2,2,4-Triamino-5(2H)-Oxazolon (Oz) weiter reagiert. Und schließlich trägt UV-A zur Bildung von Superoxidanionen ($^{\cdot}O_2^-$) bei, die zu Wasserstoffperoxid (H_2O_2) und weiter zu Hydroxlyradikalen ($^{\cdot}OH$) reagieren (Gniadecki et al. 2000). Anders als $^1O_2$ und die Ein-Elektronen-Oxidation, kann $^{\cdot}OH$ alle Bestandteile der DNS gleichermaßen schädigen, wobei für den Fall einer Schädigung von Guanin erneut 8-oxoGua entstehen kann.

▶ **Wichtig** Chromophore sind Teilchen, welche durch ihre molekulare Struktur zur Absorption von elektromagnetischer Strahlung in der Lage sind. Sie kommen auch physiologischerweise im menschlichen Organismus vor. Die so absorbierte Energie führt zur Entstehung von reaktiven Sauerstoffspezies (ROS), welche die DNS schädigen können. Zu den ROS zählen unter anderem Singulett-Sauerstoff ($^1O_2$) und Hydroxyl-Radikale ($^{\cdot}OH$).

Oxidierte Purinbasen, allen voran 8-oxoGua sind die Hauptprodukte des UV-A-vermittelten oxidativen Zellschadens (Douki et al. 2003). 8-oxoGua kann sogar als Bioindikator für eine UV-A-Exposition herangezogen werden. Einzelstrangbrüche stellen den zweithäufigsten, oxidierte Pyrimidinbasen den dritthäufigsten UV-A-induzierten, oxidativen DNS-Schaden dar. Daneben wird UV-A auch für die Bildung von C → T Transitionen verantwortlich gemacht, wie sie unter dem Gliederungspunkt UV-B beschrieben werden. Die Menge der durch UV-A-induzierten

C→T Transitionen ist nicht unerheblich und soll mehr noch als die oxidativen Schäden für die mutagene Wirkung des UV-A verantwortlich sein (Rünger und Kappes 2008).

Die photobiologischen Effekte von UV-A, und dazu gehören auch die oben genannten Wirkungen auf die DNS, können zur Induktion des Zelltodes und zu einer Änderung der Genexpression führen. UV-A nimmt Einfluss auf die Expression verschiedener Gene, die unter anderem das Entzündungsgeschehen regulieren (darunter Transkriptionsfaktoren wie NF-κB, Interleukine und Adhäsionsmoleküle). UV-A induziert so unter anderem das intercellular adhesion molecule-1 (ICAM-1) und den vascular endothelial growth factor (VEGF) durch Aktivierung des Transkriptionsfaktor-Aktivator Proteins-2 (AP-2) (Grether-Beck et al. 1996). Die UV-A-vermittelte Bildung von reaktiven Sauerstoffspezies führt auch zu einer Oxidation von Membranlipiden, die ihrerseits als intermediäre Signalmoleküle fungieren können (Tyrell 2012). Diese sind dann in der Lage, die Transkription verschiedener Gene zu modifizieren. So führt UV-A zu einer vermehrten Bildung der Hämoxygenase-1 (HO-1) (Keyse und Tyrell 1989), welches zytoprotektiv und antiapoptotisch wirkt (Nisar et al. 2014). Die Hochregulation von HO-1 kann als eine Art Schutzmechanismus der Zelle vor oxidativem Stress interpretiert werden. UV-A bewirkt eine Aktivierung der Cyclooxygenase-2 (COX-2) und nimmt damit direkt Einfluss auf die Inflammation (Mahns et al. 2004). Zusätzlich beeinflusst UV-A die extrazelluläre Matrix, wobei hier vor allem die Induktion der Matrixmetalloproteinase-1 (MMP-1) und der HO-1 von Bedeutung sind (Tyrell et al. 2012; Wlaschek et al. 1995). Die daraus resultierende antifibrotische Wirkung durch die Degradation dermalen Kollagens ist hierbei von großem therapeutischen Interesse, beispielsweise bei der Behandlung der Morphea (El-Mofty et al. 2004; Kroft et al. 2008).

Vor dem Hintergrund eine verträgliche Phototherapie mit möglichst wenigen Nebenwirkungen anbieten zu wollen, die auch bei Kindern relativ gefahrlos durchgeführt werden kann, entwickelte sich die UV-A1-Therapie. Genutzt wird bei dieser der energieärmste Anteil des UV-A-Spektrums um direkte DNS-Schäden zu vermeiden. Da derartige direkte DNS-Schäden auch für die Wirksamkeit der Phototherapie eine Rolle spielen, stellte sich die Frage nach der Wirksamkeit einer solchen UV-A1-Therapie. Zahlreiche Studien belegen diese mittlerweile. Ein relevanter Effekt von UV-A1 ist zum einen die Induktion von Apoptose in Lymphozyten, Mastzellen und Langerhans Zellen, was den guten Erfolg in der Behandlung des atopischen Ekzems, der kutanen Mastozytose und einer Mycosis fungoides erklärt (Jang et al. 2013; Garritsen et al. 2013; Gobello et al. 2003; Stege et al. 1996). Die proapoptotische Wirkung erklärt sich aus der oxidativen Schädigung von mitochondrialen Strukturen und der daraus folgenden Freisetzung

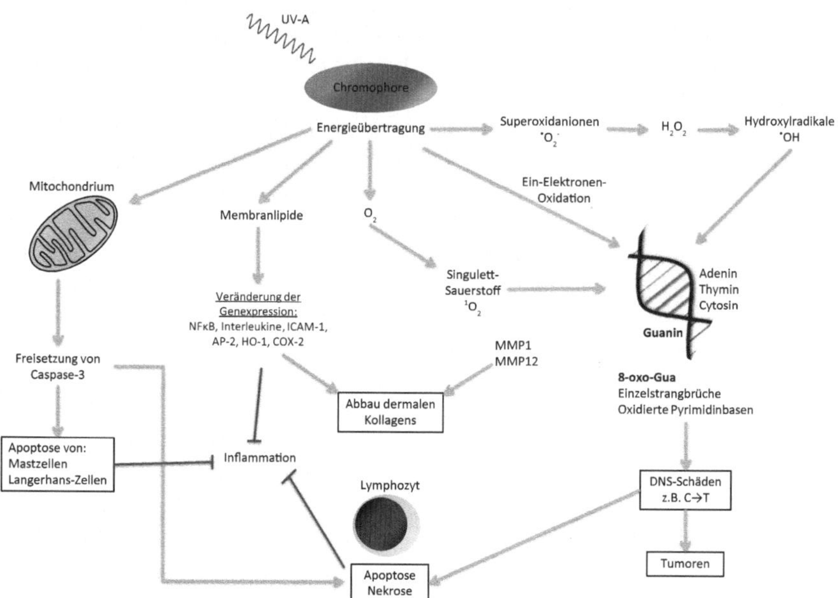

Abb. 2.3 Überblick über die photobiologischen Effekte von UV-A

eines die Caspase-3 direkt aktivierenden Proteins (Godar 1999). UV-A1 hemmt ferner proinflammatorische Zytokine wie TNF-α, IL-12, IFN-γ und ICAM-1 (York und Jacobe 2010). Und schließlich aktiviert UV-A1 mehr als UV-B die Aktivität von Matrixmetalloproteinasen in der Dermis, allen voran MMP-12 (Tewari et al. 2014). Abbildung 2.3 zeigt einen Überblick über die beschriebenen photobiologischen Effekte von UV-A.

> **Wichtig** Therapeutisch relevante Effekte von UV-A1 sind eine Induktion von Apoptose in Lymphozyten, Langerhans Zellen und Mastzellen, eine Hemmung der Entzündungsreaktion sowie der Abbau dermalen Kollagens mittels Kollagenasen.

Es gibt jedoch auch Hinweise für eine schlechtere Verträglichkeit von UV-A1. Es ist bekannt, dass der Organismus nach UV-Bestrahlung Schutzmechanismen aktiviert. Dazu gehören unter anderem eine vermehrte Melaninsynthese oder auch die Induktion von *p53*. Dabei handelt es ich um ein Tumorsuppressorgen, welches gleichermaßen DNS-Reparaturmechanismen anstoßen, der Zellreparatur durch einen Zellzyklusarrest mehr Zeit verschaffen, wie auch die Apoptose zu schwer beschädigter Zellen induzieren kann. Verglichen mit UV-B scheint die Induktion eines Zellzyklusarrests durch *p53* und *p95* nach einer UV-A-Exposition geringer zu sein (Kappes et al. 2006; Rünger et al. 2012). Die durch UV-A induzierten Schäden können so weniger effektiv behoben werden, was sie gefährlicher macht. Die Evolution hat an die solare Strahlung adaptierte Schutzmechanismen entwickelt, die bei einer iatrogenen Strahlungsselektion unter Umständen in ihrer Effektivität beeinträchtigt sind.

Anwendungsmöglichkeiten von UV-A1

Eine Herausforderung der UV-A1-Therapie ist die technische Umsetzung eines Photogerätes, das die wirksame Strahlungsdosis in einem akzeptablen Zeitraum abgibt. Eine Bestrahlungsdauer von 60 min sollte dabei nicht überschritten werden. Es liegt auf der Hand, dass ein Patient über einen solchen Zeitraum nicht ruhig stehen bleiben kann, sondern die Behandlung statt dessen im Liegen durchgeführt werden sollte. Derartige Geräte benötigen daher Platz und ein suffizientes Entlüftungssystem, da bei der Beleuchtung noch relativ viel Wärme entsteht. In naher Zukunft könnte durch Verwendung der LED-Technologie die Wärmebelastung reduziert und damit die Verfügbarkeit von UV-A1 erhöht werden.

Die Stärken der UV-A1-Therapie liegen vor allem in der Behandlung sklerosierender Erkrankungen. Die Tab. 2.3 gibt einen Überblick über einige Indikationen zur UV-A-Phototherapie im Vergleich zu UV-B. Vor der Einleitung einer Therapie mit UV-A1 besteht optional die Möglichkeit einer Bestimmung der MED-UV-A, welche im klinischen Alltag aber fast nie eingesetzt wird. Unterschieden werden je nach applizierter Einzeldosis eine niedrig dosierte UV-A1-Therapie mit einer Einzeldosis von 10–20 J/cm^2, eine mittel dosierte UV-A1-Therapie mit einer Einzeldosis von 20–70 J/cm^2 und eine hoch dosierte UV-A1-Therapie mit einer Einzeldosis

Tab. 2.3 Auswahl an Indikationen für eine UV-A1-Phototherapie

Indikation	UV-A1	UV-B-311 nm
Atopisches Ekzem	++	++
Kutane Graft-versus-Host-Erkrankung	+	+
Lichen sclerosus et atrophicus	+	
Morphea	++	+
Mycosis fungoides	+	+
Psoriasis	(+)	++
Scleroedema adultorum	+	
Urticaria pigmentosa	+	

von 70–130 J/cm² oder darüber. Typischerweise bildet sich unter der Behandlung mit UV-A1 ein Erythem unter der Bestrahlung, welches bei hellhäutigen Patienten auch über mehrere Tage persistieren kann. Dies muss nicht notwendigerweise zu einer Dosisreduktion führen, es sei denn, das Erythem ist mit Schmerzen oder einem brennenden Gefühl vergesellschaftet. Zu Beginn der Behandlung ist eine Dosis zwischen 10 und 20 J/cm² empfehlenswert, die schrittweise und orientierend am Hautbefund auf mittelhohe UV-A1-Dosen gesteigert werden sollte (Herzinger et al. 2015). Die Behandlung mit hohen Einzeldosen wird nicht mehr generell empfohlen. Charakteristische Nebenwirkungen der UV-A1-Behandlung sind die Entstehung von Juckreiz, die Ausbildung einer Hyperpigmentierung (tanning) sowie die Induktion einer polymorphen Lichtdermatose.

Sklerosierende Erkrankungen (Morphea, Lichen sclerosus, sklerosierende GvHD) Die Behandlung mit UV-A1 ist bei sklerosierenden Erkrankungen aufgrund ihrer fibrolytischen Wirkung gut geeignet. Diese beruht auf der Induktion von Matrixmetalloproteinasen, der proapoptotischen Wirkung auf das entzündliche Infiltrat sowie auf einer Wirkung auf Endothelzellen (Breuckmann et al. 2004). Eine hoch und mittel dosierte UV-A1-Therapie ist bei der Behandlung einer Morphea einer niedrig-dosierten UV-A1-Therapie wie auch einer Schmalspektrum-UV-B-Therapie überlegen (Kreuter et al. 2006). Prinzipiell ist auch beim genitalen Lichen sclerosus et atrophicus eine UV-A1-Behandlung wirksam, jedoch dem Goldstandard einer topischen Therapie mit hoch potenten Glukokortikosteroiden unterlegen (Terras et al. 2014). Meist ist bei sklerosierenden Erkrankungen eine längerfristige Therapie mit 30 bis 40 Behandlungen erforderlich (Herzinger et al. 2015).

Atopisches Ekzem Entscheidend für die Wirksamkeit einer UV-A1-Behandlung bei Neurodermitis ist die Apoptose-induzierende Wirkung auf T-Lymphozyten. Zusätzlich wird nach einer UV-A1-Therapie eine Schwächung der Th2-Immunantwort vermutet, die sich in einer verminderten Expression von IL-5, IL-13 und IL-31 zeigt (Gambichler et al. 2008). Es sollte eine mittelhoch dosierte UV-A1-Therapie gewählt werden, die bei ähnlicher Wirksamkeit eine geringere Rate an Nebenwirkungen als bei einer hoch dosierten Bestrahlung birgt (Herzinger et al. 2015; Garritsen et al. 2014). Eine niedrig dosierte UV-A1-Behandlung zeigt eine geringe Effektivität (Dittmar et al. 2001). Eine Schmalspektrum-UV-B-Therapie scheint die gleiche Wirksamkeit wie eine mittelhoch dosierte UV-A1-Bestrahlung zu bieten (York und Jacobe 2010). Eine Behandlung mittels PUVA erzielte in einer Studie eine signifikant bessere Wirkung, verglichen mit der mittel hoch dosierten UV-A1-Behandlung (Tzaneva et al. 2010). Die aktuelle Leitlinie schlägt eine

Behandlung mit 15 Bestrahlungen in einem Zeitraum von 3 Wochen vor (Herzinger et al. 2015).

Mycosis fungoides Die proapoptotische Wirkung von UV-A1 auf T-Lymphozyten einerseits und die erhöhte Empfindlichkeit von malignen T-Lymphozyten auf UV-A1 andererseits erklären seine Wirksamkeit in der Behandlung des kutanen T-Zell-Lymphoms, gerade auch bei dicken und knotigen Läsionen (Yamauchi et al. 2004). Der Anteil der Patienten mit kompletter Abheilung liegt bei 78,5 % bei UV-A1 und zwischen 54 bis 91 % bei Schmalband-UV-B und PUVA (Jang et al. 2013). Eine Wirksamkeit wurde für alle UV-A1-Intensitäten beschrieben, so dass zur Verringerung von Nebenwirkungen die niedrigst wirksame Dosis gewählt werden sollte (Jang et al. 2013).

2.4 PUVA

Für die Wirksamkeit einer Phototherapie mit UV-A sind Chromophore von entscheidender Bedeutung. Es handelt es sich hierbei um endogene Moleküle wie Flavine, Porphyrine, Melanin und verschiedene Vitamine. Durch Einsatz eines exogenen Chromophors kann die Wirksamkeit einer UV-A-Behandlung gezielt modifiziert werden. Eine solche Phototherapie, deren Wirkmechanismus durch den exogenen Einsatz einer Substanz beeinflusst wird, wird als Photochemotherapie bezeichnet. Der am häufigsten verwendete Photosensibilisator ist 8-Methoxypsoralen (8-MOP). Seine Anwendung ist Grundlage der PUVA, der Psoralen-plus-UV-A-Therapie.

Prinzipiell kann die Anwendung von 8-Methoxypsoralen in Tablettenform erfolgen (z. B. Meladinine®), was zu einer systemischen Photosensibilisierung führt (System-PUVA). Alle im Anschluss beleuchteten Körperpartien profitieren dann von der Wirkung des Psoralens. Die Photosensibilisierung erstreckt sich aber auch auf die Cornea und Netzhaut, so dass während der gesamten Wirkdauer eine spezielle, UV-A undurchlässige PUVA-Brille getragen werden muss. Der Patient sollte eine zusätzliche UV-Belastung, wie Sonnenbaden, während der Wirkungsdauer des 8-MOP strikt vermeiden. Bei der Creme-PUVA können beispielsweise bei der Morphea betroffene Hautpartien selektiv photosensibilisiert werden. Die Durchführbarkeit und der Anwendungskomfort sind dabei viel höher, da der Patient nicht auf einen Augenschutz achten muss und eine private Sonnenexposition der nicht behandelten Hautpartien prinzipiell möglich ist. Bei der PUVA-Creme sollte kein kristallines 8-MOP verwendet werden, welches durch Ethanol in Lösung gehalten wird, da sich durch Verdunstung dessen Konzentration ändern kann. Es steht alternativ ein Rezepturkonzentrat zur Verfügung. Typischerweise wird eine Creme mit 0,0006 % bis 0,005 % 8-MOP verwendet. Neuere Untersuchungen legen allerding nahe, dass auch höhere Konzentrationen, die geringere UV-A-Dosen erforderlich machen, sinnvoll und effektiv eingesetzt werden können. Drittens kann 8-MOP auch als Badezusatz im Rahmen einer Bade-PUVA eingesetzt werden (in einer Konzentration von 0,5 bis 1,0 mg 8-MOP pro Liter Badewasser). Der Patient kann vor der Bestrahlung je nach Ausmaß der Dermatose entweder vom Hals bis zu den Zehen baden oder aber selektiv Hände und/oder Füße wie zum Beispiel beim Hand-/Fußekzem.

Rezeptvorschlag für eine PUVA-Creme	
8-Methoxsalen 0,006 % Cordes Rk	10 g
Basiscreme DAC	40 g
Propylenglykol	10 g
Wasser für Injektionszwecke	40 g

Die photobiologische Wirkung der PUVA-Therapie wird maßgeblich vom eingesetzten Photosensibilisator bestimmt. 8-MOP gehört in die Gruppe der Furocumarine und kann UV-Strahlung absorbieren. Nach topischer oder systemischer Applikation gelangt es durch die Zellmembran der Keratinozyten in deren Zellkern und interkaliert in die DNS. Das bedeutet, es lagert sich zwischen Basenpaaren der DNS ein. In Folge einer Beleuchtung mit UV-A absorbiert das Chromophor die Energie eines Photons und bildet eine kovalente Verknüpfung zu einer Nukleobase. Präferenziell entsteht ein Photoaddukt mit Thymin (Monoaddukt), sehr viel seltener mit Cytosin (Smith und Brodbelt 2010). Das Besondere an 8-MOP ist, dass es nach Absorption eines zweiten Photons eine weitere kovalente Verknüpfung zu einer Nukleobase am gegenüberliegenden DNS-Strang bilden kann (Biaddukt). Dadurch sind beide DNS-Stränge nun kovalent über 8-MOP miteinander verknüpft. Diese sogenannten DNS-Doppelstrangvernetzungen (interstrand crosslinks, ICL) stellen einen gravierenden DNS-Schaden dar. Die Reparatur gelingt über NER (Nukleotidexzisionsreparatur) (Liu und Wang 2013) und nimmt rund 24 bis 72 h in Anspruch (Petersein et al. 1991). Der Anteil an entstehenden Mono- und Biaddukten ist abhängig von der Konzentration von 8-MOP in der Zelle sowie der Wellenlänge und Strahlungsdosis. Sowohl die Mono-, als auch die Biaddukte stellen prämutagene DNS-Schäden dar: Es können vor allem T:A→A:T und T:A→G:C Transversionen entstehen (Gunther et al. 1999). Ist der Schaden an der DNS zu groß, kommt es zum Zelltod durch Apoptose oder Nekrose, wobei in erster Linie Apoptose beobachtet wird (Viola et al. 2008; Caffieri et al. 2007). Andernfalls wird in Folge einer PUVA-Therapie ein Zellzyklusarrest induziert (Joerges et al. 2003), was den Reparaturmechanismen Zeit verschafft. Die antiproliferative

Wirkung der PUVA-Therapie fußt also auf ihrer proapoptotischen Wirkung und der Induktion eines Zellzyklusarrests.

Die proapoptotische Wirkung der PUVA-Therapie erstreckt sich insbesondere auch auf die Leukozyten (Werber-Bandeira et al. 2014), was für die immunsupprimierende und antientzündliche Wirkung mitverantwortlich ist. Diese wird aber nicht zuletzt durch eine Immunmodulation vermittelt, die einen Th2 → Th1-Shift beschreibt: Im Zytokinmilieu findet sich eine Abnahme von Interleukin-4, -5 und -10 sowie ein Anstieg von Interleukin-2 und Interferon-γ (Fivenson et al. 1994; Saed und Fivenson 1994; Tokura et al. 2001). Interessanterweise wurde auch eine Hochregulation des Haupthistokompatibilitätskomplexes Typ I (MHC-I) nach einer PUVA-Behandlung beobachtet (Schmitt et al. 1995). Dieser ist Grundlage der Präsentation intrazellulärer Peptide durch kernhaltige Zellen. Diese immunmodulatorische Wirkung macht die PUVA-Therapie vor allem für die Behandlung von malignen Erkrankungen wertvoll.

▶ **Wichtig** Die PUVA-Therapie hat eine antiproliferative und immunsupprimierende Wirkung. Gleichzeitig wird ein immunmodulatorischer Effekt erreicht, der einen Th2 → Th1-Shift beschreibt.

Furocumarine binden aber nicht nur an Nukleinsäuren, sondern auch an Proteine und Lipide, vor allem an Membranlipide. Dadurch entstehen vorwiegend Photoaddukte mit ungesättigten Fettsäuren und Lecithin, welche verschiedene Kinasen phosphorylieren und damit auf die Expression von Zytokinen und Proteinen Einfluss nehmen, die die Apoptose beeinflussen (Zarebska et al. 2000). Bekannt ist unter anderem eine Hochregulation von NF-κB, einem bekannten Transkriptionsfaktor, die nach der Bestrahlung mit UV-A und UV-B beobachtet wird (Bethea et al. 1999; Syed et al. 2012). Ferner ist eine vermehrte Expression des *p53*-Gens beschrieben, welches bereits unter dem Gliederungspunkt „2.3 UV-A" als Wächter des Genoms dargestellt wurde (Bethea et al. 1999). Des Weiteren beruht die photobiologische Wirksamkeit der PUVA-Therapie ebenso auf der Entstehung reaktiver Sauerstoffspezies deren Bedeutung unter dem Gliederungspunkt UV-A bereits beschrieben wurde.

Anwendungsmöglichkeiten der PUVA

Bei der System-PUVA wird 8-MOP als Meladinine® in einer an das Körpergewicht adaptierten Dosis zwei Stunden vor der Phototherapie eingenommen. Bei der Bade-PUVA soll die Konzentration des 8-MOP im körperwarmen Badewasser zwischen 0,1 und 0,5 % liegen. Die Badedauer beträgt 15 min. Da die photosensibilisierende

Tab. 2.4 Empfohlene Startdosis für eine PUVA-Therapie, Angaben in J/cm^2. (adaptiert nach Herzinger et al. 2015)

Hauttyp	System-PUVA	Bade-PUVA	Creme-PUVA
I	0,3	0,2	0,2
II	0,5	0,3	0,3
III	0,8	0,4	0,4
IV	1,0	0,6	0,6

Wirkung relativ rasch abnimmt, sollte die Phototherapie unmittelbar im Anschluss an das Bad durchgeführt werden. Bei der Creme-PUVA sollte die topische Anwendung etwa eine Stunde vor der Bestrahlung erfolgen. Zur Bestimmung der Startdosis der PUVA-Behandlung kann die minimale Phototoxizitätsdosis (MPD) bestimmt werden. Die Startdosis sollte dann bei 50–70 % der MPD liegen. Alternativ kann die initiale Bestrahlungsdosis anhand des Hauttyps auch abgeschätzt werden (vgl. Tab. 2.4).

Analog zur UV-A1-Therapie richtet sich die Steigerung der Dosis nach dem klinischen Ansprechen. Ein gerade noch erkennbares, nicht schmerzhaftes Erythem zeigt eine optimale Bestrahlungsdosis an. Der Kulminationspunkt der Erythementwicklung liegt bei 72 bis 120 h nach der PUVA-Behandlung. Eine Steigerung sollte aufgrund dieser verzögerten Reaktion frühestens nach 4 bis 5 Tagen erfolgen. Eine Therapiefrequenz von zwei bis vier Behandlungen wöchentlich gilt als optimal. Da sich eine mögliche phototoxische Reaktion durch Kumulation mehrerer Einzelbehandlungen erst Tage später manifestiert, sollte die Therapie nach spätestens zwei aufeinanderfolgenden Behandlungstagen für einen Tag pausiert werden. Mit zunehmender Therapiedauer und Dosis wird sich unter der Behandlung eine zunehmende Bräunung (tanning) und Verdickung der Epidermis (Lichtschwiele) entwickeln, so dass zur Aufrechterhaltung einer gleichbleibenden Wirksamkeit eine vorsichtige Dosissteigerung notwendig ist. Allerdings gilt es hierbei zu beachten, dass die MPD in der ersten Behandlungswoche deutlich absinken kann. Als Ursache werden persistierende Psoralenmonoaddukte in der DNS diskutiert (Herzinger et al. 2015). Gerade zu Beginn der Therapie kann es dadurch auch bei gleichbleibender Dosis zu einer phototoxischen Reaktion kommen. Mögliche Nebenwirkungen einer peroralen 8-MOP-Applikation umfassen Übelkeit und Erbrechen, die Entstehung einer Katarakt, wenn nicht auf einen UV-A-Schutz der Augen geachtet wird, sowie eine transiente Erhöhung der Leberwerte. Nach einer PUVA-Behandlung besteht das Risiko der Entstehung fleckiger Hyperpigmentierungen, der sogenannten PUVA-Lentigines. Zudem wird nicht selten über Juckreiz im Zuge einer PUVA-Behandlung geklagt. Ein Überblick über die wichtigsten Indikationen für eine PUVA-Therapie findet sich in Tab. 2.5.

Tab. 2.5 Bedeutendste Indikationen zur PUVA-Phototherapie. (nach Herzinger et al. 2015)

Indikation	System-PUVA	Bade-PUVA	Hand-/Fuß-PUVA
Psoriasis vulgaris	+	+	
Psoriasis palmoplantaris			+
Atopisches Ekzem	+	+	
Dyshidrosiformes und hyperkeratotisches Hand- und Fußekzem			+
Parapsoriasis en plaques	+	+	
Mycosis fungoides	+	+	
Lymphomatoide Papulose	+	+	
Morphaea	+	+	
Akute und chronische (sklerodermiforme) Graft-versus-host-Erkrankung	+	+	
Lichen ruber planus	+	+	+
Photodermatosen (Polymorphe Lichtdermatose, Lichturtikaria, chronische aktinische Dermatitis, Hydroa vacciniformia, aktinische Prurigo)	+		

Psoriasis Die PUVA-Therapie ist eine der effektivsten Behandlungen der Psoriasis. Die exzellente Wirksamkeit fußt nicht zuletzt auf der proapoptotischen Wirkung auf Keratinozyten (Chowdhari und Saini 2014). Zusätzlich scheint die PUVA-Behandlung eine antiangiogenetische Wirkung zu entfalten und induziert ferner Apoptose auch in Endothelzellen (Deng et al. 2004). Es können sowohl die vulgäre, als auch die pustulöse Psoriasis erfolgversprechend behandelt werden. In einer Studie reduzierte eine 6-wöchige Bade-PUVA den PASI um 74 %, eine System-PUVA um 62 %, wobei dieser Unterschied nicht signifikant war, und somit beide Therapien eine gute Option zur Behandlung moderater bis schwerer Erkrankungsfälle darstellen (Berneburg et al. 2013).

Mycosis fungoides Die proapoptotische Wirkung auf Lymphozyten, die Hochregulation von MHC-I (und damit eine Stimulation der zellulären Zytotoxizität) und die Steigerung der endogenen IFN-γ-Produktion stellen das photobiologische Korrelat der ausgezeichneten Wirksamkeit der PUVA-Therapie beim kutanen T-Zell-Lymphom dar (Tokura et al. 2001). Im Vergleich zur ebenfalls gut geeigneten UV-B-Therapie sind die erzielten Remissionsraten nach systemischer PUVA-Behandlung geringfügig höher und die Remissionszeiten etwas länger. Eine Fortführung der UV-Therapie in einer Erhaltungsdosis zur Verlängerung der Remissionszeit wird nicht mehr empfohlen. Beim Sézary-Syndrom, der Graft-versus-Host-Disease, systemischer Sklerodermie, bullösen Autoimmundermatosen und weiteren Krankheitsbildern wird die Wirkungsweise von PUVA in Form einer extrakorporalen Photopherese (ECP) erfolgreich eingesetzt. Bei diesem Verfahren werden Leukozyten im peripheren Blut herausgefiltert, außerhalb des Körpers mit 8-MOP versetzt, mit UV-A bestrahlt und reinfundiert. Die Wirksamkeit dieser Behandlung resultiert nicht alleine aus der Induktion der Apoptose der bestrahlten Leukozyten, sondern auch aus deren veränderten Zytokinfreisetzung.

Atopisches Ekzem Sowohl die Bade- als auch die System-PUVA sind zur Behandlung der Neurodermitis gut geeignet. Wirksamstes Moment sind neben der Apoptose-induzierenden Wirkung auf T-Lymphozyten auch die Immunmodulation mit Th2 → Th1-Shift. Die Wirksamkeit scheint sogar signifikant besser als eine mittelhoch dosierte UV-A1-Behandlung zu sein (Tzaneva et al. 2010). Gleichwohl können beide Formen der Phototherapie erfolgversprechend eingesetzt werden.

Lichen ruber planus Die antiproliferative Wirkung und die hohe Eindringtiefe machen die PUVA-Therapie auch für die Behandlung des Lichen planus wertvoll. Je nach Studie wird die Rate der Komplettremission zwischen 80 und 95 % angegeben. Bade-PUVA scheint ein ausgezeichnetes Nutzen-Risiko-Verhältnis zu besitzen, da sie bei gleicher Wirksamkeit das Risiko einer systemischen Photosensibilisierung und der Entwicklung von Nebenwirkungen nach peroraler 8-MOP-Applikation umgeht (von Kobyletzki et al. 1997).

Potenzielle Nebenwirkungen der Phototherapie

3

Bei den Nebenwirkungen der Phototherapie werden kurzfristige und langfristige Risiken unterschieden. So kann es nach der Bestrahlung mit einer Dosis, die über der MED liegt, zu einer schmerzhaften Dermatitis solaris kommen. Die Gefahr besteht zum einen bei der Einleitung der Phototherapie, wenn eine zu hohe Anfangsdosis gewählt wird. Aber auch im Verlauf der Phototherapie kann es zu einer Überdosierung kommen, wenn beispielweise die MPD in der ersten Behandlungswoche einer PUVA-Therapie absinkt. Auch sollte der Patient angewiesen werden, Medikamente, die während einer Phototherapie neu eingenommen werden, dem behandelnden Arzt mitzuteilen. Handelt es sich um Präparate mit photosensibilisierendem Potenzial, so muss die Bestrahlungsdosis gegebenenfalls angepasst werden.

Die Augen sollten während der Phototherapie abgedeckt werden, da UV-Strahlung ein Triggerfaktor der Katarakt ist. Genau wie private Sonnenexposition kann auch eine Phototherapie die Entstehung einer Photodermatose triggern. Ursächlich ist hierfür in den meisten Fällen UV-A1. Ist die Phototherapie der Auslöser der Dermatose, sollte diese pausiert werden. Interessanterweise kann eine Phototherapie auch zur Behandlung einer Photodermatose genutzt werden, wobei sich in erster Linie UV-B-311 nm oder System-PUVA bewährt haben. Bei Patienten, die regelmäßig beispielsweise im Frühjahr eine Photodermatose entwickeln, kann ein sogenanntes UV-Hardening durchgeführt werden. Genutzt wird hierbei eine Bestrahlung mit Schmalspektrum-UV-B, wobei die Dosis sehr langsam, und an die individuelle Empfindlichkeit angepasst, gesteigert wird.

Alle Formen der Phototherapie führen zu Hautalterung, die sich unter anderem in der Entwicklung von Teleangiektasien und solarer Elastose manifestiert. Die Entstehung von Lentigines ist vorwiegend für die PUVA-Therapie beschrieben – daher auch die Bezeichnung PUVA-Lentigines. Das Risiko der Entwicklung aktinischer Keratosen und spinozellulärer Karzinome in Folge einer Phototherapie wird im Vergleich zu früher aktuell gering eingeschätzt. Gleichwohl ist die Ent-

© Springer Fachmedien Wiesbaden 2016
S. Singer et al., *Phototherapie*, essentials, DOI 10.1007/978-3-658-11115-1_3

Tab. 3.1 Überblick über die wichtigsten Nebenwirkungen der verschiedenen Formen der Phototherapie. (Herzinger et al. 2015)

	UV-B	UV-A/A1 <20 J/cm²	UV-A1 >20 J/cm²	PUVA
Sonnenbrand oder phototoxische Reaktion bei Überdosierung	++	–	–	++
Phototoxische Reaktion durch unbeabsichtigte Zufuhr eines Photosensibilisators	±	+	++	++
Konjunktivitis und Keratitis (bei fehlendem Augenschutz)	++	–	–	++
Provokation von Photodermatosen (PLD)	+	+	++	±
UV-Lentigines	+	±	+	++
Lichtalterung der Haut	++	±	++	++
Aktinische Keratosen und spinozelluläres Karzinom	+	?	±	++
Melanome	?	?	?	?

wicklung von Formen des hellen Hautkrebses vor allem nach PUVA, weniger nach UV-B beschrieben. Das Risiko steigt dabei mit der kumulativen Lebenszeit-Exposition zu PUVA. Da es sich hierbei um Spätschäden einer Phototherapie handelt, sollte die Indikation für eine Phototherapie bei Kindern besonders streng gestellt werden. Über die Entstehung von Melanomen (außer Lentigo maligna Melanome) gibt es kontroverse Daten, so dass dieses Risiko derzeit nicht sicher abgeschätzt werden kann. Gibt es in der Anamnese des Patienten Vorstufen oder Formen des weißen und schwarzen Hautkrebses sollte auch dies zu einer strengen Indikationsstellung für die Durchführung einer Phototherapie führen.

Die Einnahme von Ciclosporin erhöht das Risiko der Malignomentstehung und stellt eine absolute Kontraindikation für die gleichzeitige Durchführung einer Phototherapie dar. Eine Ciclosporin-Therapie erhöht das Risiko ein spinozelluläres Karzinom zu entwickeln etwa so stark wie 200 PUVA-Behandlungen (Marcil und Stern 2001). Neuere Untersuchungen gehen von einem geringeren Risiko aus (Muellenhoff und Koo 2012), jedoch sollte die Indikation zur Einnahme von Ciclosporin bei Patienten, die in der Vergangenheit PUVA-Bestrahlungen erhalten haben, besonders streng gestellt werden.

Prinzipiell gilt, dass die Phototherapie eine äußerst wirkungsvolle Therapieoption darstellt und das Risiko der Hautkrebsinduktion bislang in allen Studien als fast vernachlässigbar gering einzuschätzen ist. Tabelle 3.1 bietet einen Überblick über die potenziellen Nebenwirkungen einer Phototherapie.

Ausblick 4

Bereits Hippokrates empfahl im 5. Jahrhundert vor Christus die Behandlung zahlreicher Leiden durch Nutzung der Sonne. Eine wohltuende Wirkung auf die Seele und stärkende Effekte auf den Körper sind seit langem bekannt. Die Anfänge der modernen Phototherapie liegen im 19. Jahrhundert. Seither erschließen die voranschreitende Entschlüsselung der photobiologischen Grundlagen einerseits sowie der technische Fortschritt andererseits ständig neue Behandlungsindikationen und -möglichkeiten.

Dabei ist der exakte Wirkmechanismus der Phototherapie bei Weitem noch nicht komplett entschlüsselt. Viele Erklärungsmodelle fußen auf der Interpretation von *in vitro* und *in vivo* beobachteten Veränderungen von Genexpression, Zytokinmilieu und proteinchemischen Alterationen. So ist eine interessante Modellvorstellung, dass UV-bedingte DNS-Schäden zu einer Dekondensation und damit Entwirrung der DNS führen. Dieser Vorgang ist erforderlich, damit die Reparaturenzyme zu den geschädigten Abschnitten der DNS vordringen können. Bethea et al. stellen die Hypothese auf, dass durch diese Dekondensation der DNS auch Bindungsstellen für Transkriptionsfakoren freigelegt werden und damit die Genexpression im Zuge der Phototherapie verändert wird (Bethea et al. 1999). Es scheint evident, dass die Wirkung der UV-Therapie auf weit mehr als der bloßen Zerstörung von Zellen durch Apoptose oder Nekrose beruht.

Durch die weitere Erforschung der der Phototherapie zugrunde liegenden Effekte lassen sich neue mögliche Angriffspunkte ausmachen und schädliche, therapeutisch entbehrliche Bestrahlungsfolgen unter Umständen vermeiden. So hat sich in den letzten Jahrzehnten die UV-A1-Therapie entwickelt, die auf die energiereichen UV-Anteile verzichtet, um so direkten DNS-Schäden vorzubeugen. Der Einsatz neuer Technik in UV-A-Hochdruckstrahlern macht diese Therapie möglich. In Zukunft könnte die Verwendung der LED- oder alternativer Technologien die Durchführbarkeit weiter erleichtern. Ob sich durch die Beschränkung auf den

© Springer Fachmedien Wiesbaden 2016

S. Singer et al., *Phototherapie,* essentials, DOI 10.1007/978-3-658-11115-1_4

langwelligsten UV-Anteil auch neue Gefahren auftun, muss noch geklärt werden. Generell ist das Risiko der Entstehung von Malignomen, insbesondere von spinozellulären Karzinomen, bei einem moderaten Einsatz der Phototherapie und Beachtung möglicher Kontraindikationen (wie einer gleichzeitigen Ciclosporin-Einnahme) überschaubar.

Für die Dermatologie war und bleibt die Phototherapie eine zentrale Säule in der Behandlung zahlreicher Dermatosen, wenngleich im Einzelfall der genaue Wirkmechanismus noch zu klären ist.

Was Sie aus diesem Essential mitnehmen können

- Die Phototherapie ist ein seit der Antike bewährtes therapeutisches Verfahren.
- Die wesentlichen Wirkmechanismen der Phototherapie umfassen die Induktion von DNS-Schäden mit der Einleitung von Apoptose und Nekrose, eine Immunmodulation mit einer Beeinflussung des Zytokinmilieus sowie eine Einflussnahme auf den Kollagenstoffwechsel.
- Es existieren nur wenige absolute Kontraindikationen für die Durchführung einer Phototherapie.
- Die Gefahr einer Tumorentstehung durch die Kumulation vieler Photobehandlungen hat sich durch eine Reduktion der Einzeldosen und Behandlungsdauer sowie durch Verwendung bestimmter Wellenlängen reduziert.
- Die Durchführung der Phototherapie sollte durch geschultes ärztliches Personal überwacht werden.
- Neue Technologien werden die Durchführung einer Therapie mit UV-A1 in Zukunft vereinfachen.

© Springer Fachmedien Wiesbaden 2016
S. Singer et al., *Phototherapie,* essentials, DOI 10.1007/978-3-658-11115-1

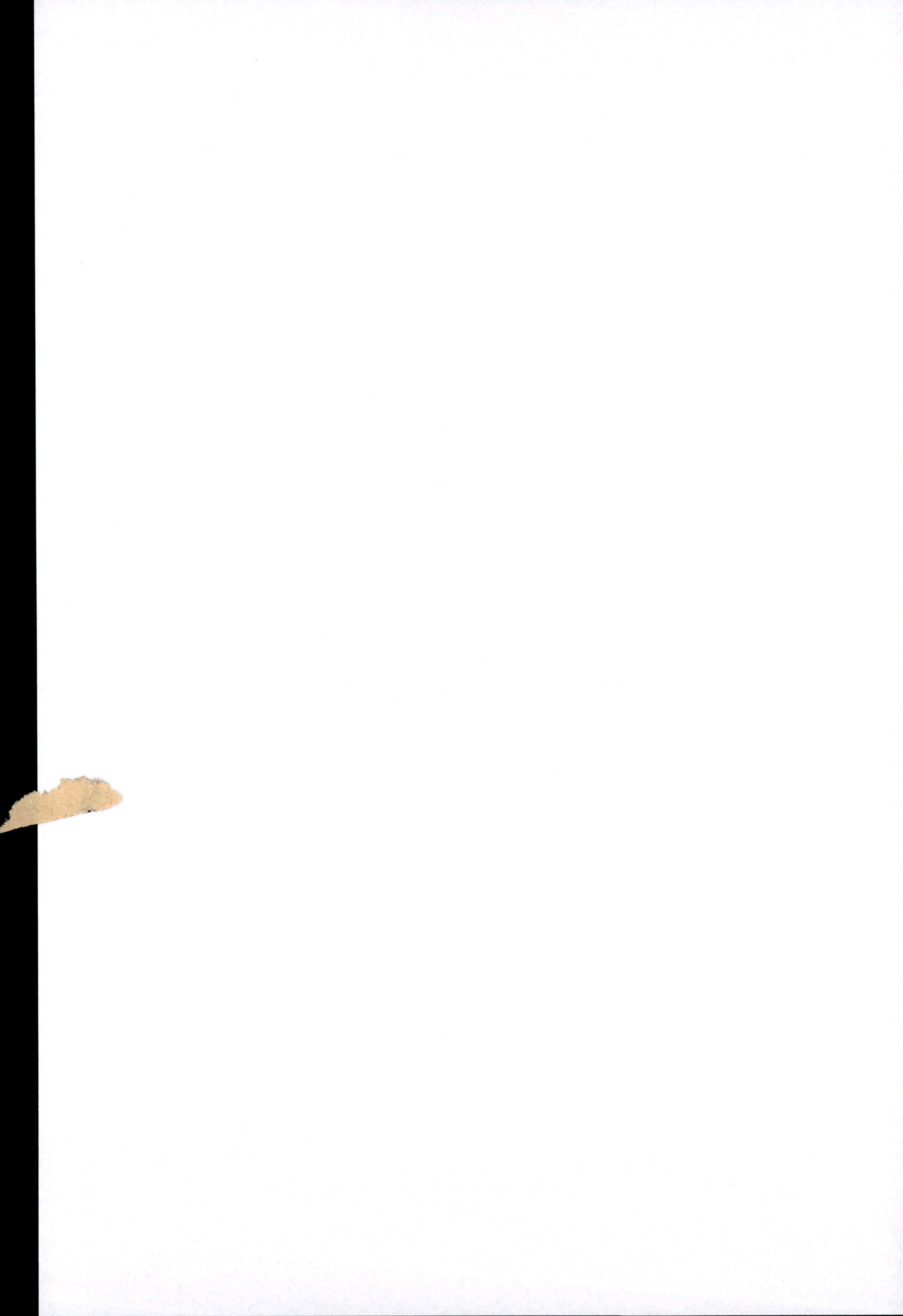

Literatur

Aragane, Y., Kulms, D., Metze, D., Wilkes, G., Pöppelmann, B., Luger, T. A., & Schwarz, T. (1998). Ultraviolet light induces apoptosis via direct activation of CD95 (Fas/APO-1) independently of its ligand CD95L. *The Journal of Cell Biology, 140*(1), 171–182.

Bernard, J. J., Cowing-Zitron, C., Nakatsuji, T., Muehleisen, B., Muto, J., Borkowski, A. W., Martinez, L., Greidinger, E.L., Yu, B.D., & Gallo, R.L. (2012). Ultraviolet radiation damages self noncoding RNA and is detected by TLR3. *Natural Medicines, 18*(8), 1286–1290.

Berneburg, M., & Schwarz, T. (2013). Wirkmechanismen der Phototherapie. *Der Hautarzt; Zeitschrift für Dermatologie, Venerologie, und verwandte Gebiete, 64,* 338–344.

Berneburg, M., & Singer, S. (2014). Prävention in der Dermatologie. Was ist gesichert – was ist Mythos? Bayerisches Ärzteblatt 07–08/2014:368–372.

Berneburg, M., Röcken, M., & Benedix, F. (2005). Phototherapy with narrowband vs broadband UVB. *Acta Dermato-Venereologica, 85*(2), 98–108.

Berneburg, M., Herzinger, T., Rampf, J., Hoetzenecker, W., Guenova, E., Meisner, C., Maetzke, J., Schaefer, T., Eberlein, B., Scharffetter-Kochanek, K., & Rocken, M. (2013). Efficacy of bath psoralen plus ultraviolet A (PUVA) vs. system PUVA in psoriasis: A prospective, open, randomized, multicentre study. *The British Journal of Dermatology, 169*(3), 704–708.

Bethea, D., Fullmer, B., Syed, S., Seltzer, G., Tiano, J., Rischko, C., Gillespie, L., Brown, D., & Gasparro, F.P. (1999). Psoralen photobiology and photochemotherapy: 50 years of science and medicine. *Journal of Dermatological Science, 19*(2), 78–88.

Bilsland, D., George, S. A., Gibbs, N. K., Aitchison, T., Johnson, B. E., & Ferguson, J. (1993). A comparison of narrow band phototherapy (TL-01) and photochemotherapy (PUVA) in the management of polymorphic light eruption. *The British Journal of Dermatology, 129*(6), 708–712.

Borkowski, A. W., & Gallo, R. L. (2014). UVB radiation illuminates the role of TLR3 in the epidermis. *The Journal of Investigative Dermatology, 134*(9), 2315–2320.

Borkowski, A. W., Park, K., Uchida, Y., & Gallo, R. L. (2013). Activation of TLR3 in keratinocytes increases expression of genes involved in formation of the epidermis, lipid accumulation, and epidermal organelles. *The Journal of Investigative Dermatology, 133*(8), 2031–2040.

© Springer Fachmedien Wiesbaden 2016
S. Singer et al., *Phototherapie,* essentials, DOI 10.1007/978-3-658-11115-1

Brash, D. E. (2014). UV signature mutations. *Photochemistry and Photobiology*. doi:10.1111/php.12377. (Epub ahead of print).

Breuckmann, F., Stuecker, M., Altmeyer, P., & Kreuter, A. (2004). Modulation of endothelial dysfunction and apoptosis: UVA1-mediated skin improvement in systemic sclerosis. *Archives of Dermatological Research, 296*(5), 235–239.

Cadet, J., Sage, E., & Douki, T. (2005). Ultraviolet radiation-mediated damage to cellular DNA. *Mutation Research, 571*(1–2), 3–17.

Cadet, J., Ravanat, J. L., Martinez, G. R., Medeiros, M. H., & Di Mascio, P. (2006). Singlet oxygen oxidation of isolated and cellular DNA: Product formation and mechanistic insights. *Photochemistry and Photobiology, 82*(5), 1219–1225.

Cadet, J., Mouret, S., Ravanat, J. L., & Douki, T. (2012). Photoinduced damage to cellular DNA: Direct and photosensitized reactions. *Photochemistry and Photobiology, 88*(5), 1048–1065.

Caffieri, S., Di Lisa, F., Bolesani, F., Facco, M., Semenzato, G., Dall'Acqua, F., & Canton, M. (2007). The mitochondrial effects of novel apoptogenic molecules generated by psoralen photolysis as a crucial mechanism in PUVA therapy. *Blood, 109*(11), 4988–4994.

Chowdhari, S., & Saini, N. (2014). hsa-miR-4516 mediated downregulation of STAT3/CDK6/UBE2N plays a role in PUVA induced apoptosis in keratinocytes. *Journal of Cellular Physiology, 229*(11), 1630–1638.

Deng, H., Yan, C. L., Hu, Y., Xu, Y., & Liao, K. H. (2004). Photochemotherapy inhibits angiogenesis and induces apoptosis of endothelial cells in vitro. *Photodermatology, Photoimmunology and Photomedicine, 20*(4), 191–199.

Dittmar, H. C., Pflieger, D., Schöpf, E., & Simon, J. C. (2001). UVA1-Phototherapie. Pilotstudie zur Dosisfindung bei der bei akut exazerbierten atopischen Dermatitis. *Der Hautarzt; Zeitschrift für Dermatologie, Venerologie, und verwandte Gebiete, 52*(5), 423–427.

Douki, T., Reynaud-Angelin, A., Cadet, J., & Sage, E. (2003). Bipyrimidine photoproducts rather than oxidative lesions are the main type of DNA damage involved in the genotoxic effect of solar UVA radiation. *Biochemistry, 42*(30), 9221–9226.

Dummer, R., Ivanova, K., Scheidegger, E. P., & Burg, G. (2003). Clinical and therapeutic aspects of polymorphous light eruption. *Dermatology, 207*(1), 93–95.

Dummer, R., Assaf, C., Bagot, M., Gniadecki, R., Hauschild, A., Knobler, R., Ranki, A., Stadler, R., & Whittaker, S. (2007). Maintenance therapy in cutaneous T-cell lymphoma: Who, when, what? *European Journal of Cancer (Oxford, England: 1990), 43*(16), 2321–2329.

Ekman, A. K., Sigurdardottir, G., Carlström, M., Kartul, N., Jenmalm, M. C., & Enerbäck, C. (2013). Systemically elevated Th1-, Th2- and Th17-associated chemokines in psoriasis vulgaris before and after ultraviolet B treatment. *Acta Dermato-Venereologica, 93*(5), 527–531.

El-Mofty, M., Mostafa, W., Esmat, S., Youssef, R., Bousseila, M., Nagi, N., Shaker, O., & Abouzeid, A. (2004). Suggested mechanisms of action of UVA phototherapy in morphea: A molecular study. *Photodermatology, Photoimmunology and Photomedicine, 20*(2), 93–100.

Fitzpatrick, T. B. (1975). Soleil et peau. *Journal de Medecine Esthetique, 2*, 33–34.

Fivenson, D. P., Nickoloff, B. J., & Saed, G. M. (1994). Quantitative PCR analysis of Th1 cytokines in HUT 78 cells after exposure to PUVA in vitro. *The Journal of Investigative Dermatology, 102*, 585A.

Gambichler, T., Kreuter, A., Tomi, N. S., Othlinghaus, N., Altmeyer, P., & Skrygan, M. (2008). Gene expression of cytokines in atopic eczema before and after ultraviolet A1 phototherapy. *The British Journal of Dermatology, 158*(5), 1117–1120.

Garritsen, F. M., Brouwer, M. W., Limpens, J., & Spuls, P. I. (2014). Photo(chemo)therapy in the management of atopic dermatitis: An updated systematic review with implications for practice and research. *The British Journal of Dermatology, 170*(3), 501–513.

Gläser, R., Navid, F., Schuller, W., Jantschitsch, C., Harder, J., Schröder, J. M., Schwarz, A., & Schwarz, T. (2009). UV-B radiation induces the expression of antimicrobial peptides in human keratinocytes in vitro and in vivo. *The Journal of Allergy and Clinical Immunology, 123*(5), 1117–1123.

Gniadecki, R., Thorn, T., Vicanova, J., Petersen, A., & Wulf, H. C. (2000). Role of mitochondria in ultraviolet-induced oxidative stress. *Journal of Cellular Biochemistry, 80*(2), 216–222.

Gobello, T., Mazzanti, C., Sordi, D., Annessi, G., Abeni, D., Chinni, L. M., & Girolomoni, G. (2003). Medium- versus high-dose ultraviolet A1 therapy for urticaria pigmentosa: A pilot study. *Journal of the American Academy of Dermatology, 49*(4), 679–684.

Godar, D. E. (1999). UVA1 radiation triggers two different final apoptotic pathways. *The Journal of Investigative Dermatology, 112*(1), 3–12.

Grether-Beck, S., Olaizola-Horn, S., Schmitt, H., Grewe, M., Jahnke, A., Johnson, J. P., Briviba, K., Sies, H., & Krutmann, J. (1996). Activation of transcription factor AP-2 mediates UVA radiation- and singlet oxygen-induced expression of the human intercellular adhesion molecule 1 gene. *Proceedings of the National Academy of Sciences of the United States of America, 93*(25), 14586–14591.

Gunther, E. J., Yeasky, T. M., Gasparro, F. P., & Glazer, P. M. (1995). Mutagenesis by 8-methoxypsoralen and 5-methylangelicin photoadducts in mouse fibroblasts: Mutations at cross-linkable sites induced by offoadducts as well as cross-links. *Cancer Research, 55*(6), 1283–1288.

Herzinger, T., Degitz, K., Plewig, G., & Röcken, M. (2005). Treatment of small plaque parapsoriasis with narrow-band (311 nm) ultraviolet B: A retrospective study. *Clinical and Experimental Dermatology, 30*(4), 379–831.

Herzinger, T., Berneburg, M., Ghoreschi, K., Gollnick, H., Hönigsmann, H., Hölzle, E., Lehmann P., Meffert H., Peters T., Röcken M., Scharffetter-Kochanek K., Schneider H., Schwarz T., Simon J., Tanew A., & Weichenthal M. (2015). Leitlinie „Empfehlungen zur UV-Phototherapie und Photochemotherapie". Veröffentlichung für 06/2015 auf der Homepage der AWMF geplant.

Hölzle, E., Lehmann, P., & Neumann, N. J. (2007). Empfehlungen zur Durchführung von Phototestungen bei Verdacht auf Photodermatosen. AWMF online. http://www.awmf. org/fileadmin/user_upload/Die_AWMF/Service/Gesamtarchiv/QS-Empfehlung/Phototestungen_bei_Verdacht_auf_Photodermatosen.pdf. Zugegriffen: 11. Dez. 2014.

Hong, S. P., Kim, M. J., Jung, M. Y., Jeon, H., Goo, J., Ahn, S. K., Lee S.H., Elias P.M., & Choi E.H. (2008). Biopositive effects of low-dose UVB on epidermis: Coordinate upregulation of antimicrobial peptides and permeability barrier reinforcement. *The Journal of Investigative Dermatology, 128*(12), 2880–2887.

Ikehata, H., & Ono, T. (2011). The mechanisms of UV mutagenesis. *Journal of Radiation Research, 52*(2), 115–125.

Jang, M. S., Kang, D. Y., Jeon, Y. S., Kim, S. T., & Suh, K. S. (2013). Ultraviolet A1 phototherapy of mycosis fungoides. *Annals of Dermatology, 25*(1), 104–107.

Joerges, C., Kuntze, I., & Herzinger, T. (2003). Induction of a caffeine-sensitive S-phase cell cycle checkpoint by psoralen plus ultraviolet A radiation. *Oncogene, 22*(40), 6119–6128.

Johnson, K. E., Wulff, B. C., Oberyszyn, T. M., & Wilgus, T. A. (2013). Ultraviolet light exposure stimulates HMGB1 release by keratinocytes. *Archives of Dermatological Research, 305*(9), 805–815.

Kappes, U. P., Luo, D., Potter, M., Schulmeister, K., & Rünger, T. M. (2006). Short- and long-wave UV light (UVB and UVA) induce similar mutations in human skin cells. *The Journal of Investigative Dermatology, 126*(3), 667–675.

Keyse, S. M., & Tyrrell, R. M. (1989). Heme oxygenase is the major 32-kDa stress protein induced in human skin fibroblasts by UVA radiation, hydrogen peroxide, and sodium arsenite. *Proceedings of the National Academy of Sciences of the United States of America, 86*(1), 99–103.

Kim, S. T., Malhotra, K., Smith, C. A., Taylor, J. S., & Sancar, A. (1994). Characterization of (6-4) photoproduct DNA photolyase. *The Journal of Biological Chemistry, 269*(11), 8535–8540.

von Kobyletzki G., Gruss, C., Altmeyer, P., & Kerscher, M. (1997). Balneophotochemotherapie des Lichen ruber. *Hautarzt, 48*(5), 323–327.

Kono, H., & Rock, K. L. (2008). How dying cells alert the immune system to danger. *Nature Reviews. Immunology, 8*(4), 279–289.

Kreuter, A., Hyun, J., Stücker, M., Sommer, A., Altmeyer, P., & Gambichler, T. (2006). A randomized controlled study of low-dose UVA1, medium-dose UVA1, and narrowband UVB phototherapy in the treatment of localized scleroderma. *Journal of the American Academy of Dermatology, 54*(3), 440–447.

Kroft, E. B., Berkhof, N. J., van de Kerkhof P. C., Gerritsen, R. M., & de Jong E. M. (2008). Ultraviolet A phototherapy for sclerotic skin diseases: A systematic review. *Journal of the American Academy of Dermatology, 59*(6), 1017–1030.

Kulms, D., Zeise, E., Pöppelmann, B., & Schwarz, T. (2002). DNA damage, death receptor activation and reactive oxygen species contribute to ultraviolet radiation-induced apoptosis in an essential and independent way. *Oncogene, 21*(38), 5844–5851.

Lapolla, W., Yentzer, B. A., Bagel, J., Halvorson, C. R., & Feldman, S. R. (2011). A review of phototherapy protocols for psoriasis treatment. *Journal of the American Academy of Dermatology, 64*(5), 936–949.

Lee, J. H., Hwang, G. S., & Choi, B. S. (1999). Solution structure of a DNA decamer duplex containing the stable 3' T.G base pair of the pyrimidine(6-4)pyrimidone photoproduct [(6-4) adduct]: Implications for the highly specific 3' T → C transition of the (6-4) adduct. *Proceedings of the National Academy of Sciences of the United States of America, 96*(12), 6632–6636.

Legat, F. J., Hofer, A., Brabek, E., Quehenberger, F., Kerl, H., & Wolf, P. (2003). Narrowband UV-B vs medium-dose UV-A1 phototherapy in chronic atopic dermatitis. *Archives of Dermatology, 139*(2), 223–224.

Lehmann P. (2012). Photodermatosen. In G. Plewig, M. Landthaler, W.H.C. Burgdorf, M. Hertl, & T. Ruzicka (Hrsg.), *Braun-Falco's Dermatologie, Venerologie und Allergologie* 697–725. Berlin, Heidelberg: Springer.

Lewis, W., Simanyi, E., Li, H., Thompson, C. A., Nasti, T. H., Jaleel, T., Xu, H., & Yusuf, N. (2011). Regulation of ultraviolet radiation induced cutaneous photoimmunosuppression by toll-like receptor-4. *Archives of Biochemistry and Biophysics, 508*(2), 171–177.

Liu, S., & Wang, Y. (2013). A quantitative mass spectrometry-based approach for assessing the repair of 8-methoxypsoralen-induced DNA interstrand cross-links and monoadducts in mammalian cells. *Analytical Chemistry, 85*(14), 6732–6739.

Livneh, Z. (2001). DNA damage control by novel DNA polymerases: Translesion replication and mutagenesis. *The Journal of Biological Chemistry, 276*(28), 25639–22542.

Mahns, A., Wolber, R., Stäb, F., Klotz, L. O., & Sies, H. (2004). Contribution of UVB and UVA to UV-dependent stimulation of cyclooxygenase-2 expression in artificial epidermis. *Photochemical & Photobiological Sciences: Official Journal of the European Photochemistry Association and the European Society for Photobiology, 3*(3), 257–262.

Marcil, I., & Stern, R. S. (2001). Squamous-cell cancer of the skin in patients given PUVA and ciclosporin: Nested cohort crossover study. *Lancet, 358*(9287), 1042–1045.

Meffert, B., & Meffert, H. (2000). Optische Strahlung und ihre Wirkungen auf die Haut. *Biomedizinische Technik, 45,* 98–104.

Mitchell, D. L., & Nairn, R. S. (1989). The biology of the (6-4) photoproduct. *Photochemistry and Photobiology, 49*(6), 805–819.

Muellenhoff, M. W., & Koo, J. Y. (2012). Cyclosporine and skin cancer: An international dermatologic perspective over 25 years of experience. A comprehensive review and pursuit to define safe use of cyclosporine in dermatology. *The Journal of Dermatological Treatment, 23*(4), 290–304.

Navid, F., Boniotto, M., Walker, C., Ahrens, K., Proksch, E., Sparwasser, T., Müller, W., Schwarz, T., Schwarz, A. (2012). Induction of regulatory T cells by a murine β-defensin. *Journal of Immunology (Baltimore, Md. : 1950), 188*(2), 735–743.

Nisar, M. F., Parsons, K. S., Bian, C. X., & Zhong, J. L. (2014). UVA irradiation induced heme oxygenase-1: A novel phototherapy for morphea. *Photochemistry and Photobiology*. doi:10.1111/php.12342. (Epub ahead of print).

Njoo, M. D., Bos, J. D., & Westerhof, W. (2000). Treatment of generalized vitiligo in children with narrow-band (TL-01) UVB radiation therapy. *Journal of the American Academy of Dermatology, 42*(2 Pt 1), 245–253.

Ozawa, M., Ferenczi, K., Kikuchi, T., Cardinale, I., Austin, L. M., Coven, T. R., Burack, L.H., & Krueger, J.G. (1999). 312-nanometer ultraviolet B light (narrow-band UVB) induces apoptosis of T cells within psoriatic lesions. *The Journal of Experimental Medicine, 189*(4), 711–718.

Peterseim, U. M., Küster, W., Gebauer, H. J., Meschig, R., & Plewig, G. (1999). Cytogenetic effects during extracorporeal photopheresis treatment of two patients with cutaneous T-cell lymphoma. *Archives of Dermatological Research, 283*(2), 81–85.

Pfeifer, G. P., You, Y. H., & Besaratinia, A. (2005). Mutations induced by ultraviolet light. *Mutation Research, 571*(1–2), 19–31.

Piskin, G., Sylva-Steenland, R. M., Bos, J. D., & Teunissen, M. B. (2004). T cells in psoriatic lesional skin that survive conventional therapy with NB-UVB radiation display reduced IFN-gamma expression. *Archives of Dermatological Research, 295*(12), 509–516.

Rácz, E., Prens, E. P., Kurek, D., Kant, M., de Ridder D., Mourits, S., Baerveldt, E.M., Ozgur, Z., van IJcken, W.F., Laman, J.D., Staal, F.J., & van der Fits, L. (2011). Effective treatment of psoriasis with narrow-band UVB phototherapy is linked to suppression of the IFN and Th17 pathways. *The Journal of Investigative Dermatology, 131*(7), 1547–1558.

Reynolds, N. J., Franklin, V., Gray, J. C., Diffey, B. L., & Farr, P. M. (2001). Narrow-band ultraviolet B and broad-band ultraviolet A phototherapy in adult atopic eczema: A randomised controlled trial. *Lancet, 357*(9273), 2012–2016.

Rhodes, L. E., Belgi, G., Parslew, R., McLoughlin, L., Clough, G. F., & Friedmann, P. S. (2001). Ultraviolet-B-induced erythema is mediated by nitric oxide and prostaglandin E2 in combination. *The Journal of Investigative Dermatology, 117*(4), 880–885.

Rünger, T. M. (2008). C → T transition mutations are not solely UVB-signature mutations, because they are also generated by UVA. *The Journal of investigative dermatology, 128*(9), 2138–2140.

Rünger, T. M., & Kappes, U. P. (2008). Mechanisms of mutation formation with long-wave ultraviolet light (UVA). *Photodermatology, Photoimmunology and Photomedicine, 24*(1), 2–10.

Rünger, T. M., Farahvash, B., Hatvani, Z., & Rees, A. (2012). Comparison of DNA damage responses following equimutagenic doses of UVA and UVB: A less effective cell cycle arrest with UVA may render UVA-induced pyrimidine dimers more mutagenic than UVB-induced ones. *Photochemical & Photobiological Sciences: Official Journal of the European Photochemistry Association and the European Society for Photobiology, 11*(1), 207–215.

Saed, G. M., & Fivenson, D. P. (1994). Quantitation of interferon gamma mRNA levels in psoralen/UVA-treated HUT-78 cells by competitive PCR. *Biochemical and Biophysical Research Communications, 203*(2), 935–942.

Sancar, A. (2003). Structure and function of DNA photolyase and cryptochrome blue-light photoreceptors. *Chemical Reviews, 103*(6), 2203–2237.

Schmitt, I. M., Moor, A. C., Patrignelli, R., Chimenti, S., Beijersbergen van Henegouwen, G. M., Edelson, R. L., & Gasparro, F.P. (1995). Increased surface expression of class I MHC molecules on immunogenic cells derived from the xenogenization of P815 mastocytoma cells with 8-methoxypsoralen and long-wavelength ultraviolet radiation. *Tissue Antigens, 46*(1), 45–49.

Smith, S. I., & Brodbelt, J. S. (2010). Rapid characterization of cross-links, mono-adducts, and non-covalent binding of psoralens to deoxyoligonucleotides by LC-UV/ESI-MS and IRMPD mass spectrometry. *The Analyst, 135*(5), 943–952.

Stege, H., Schöpf, E., Ruzicka, T., & Krutmann, J. (1996). High-dose UVA1 for urticaria pigmentosa. *Lancet, 347*(8993), 64.

Stege, H., Roza, L., Vink, A. A., Grewe, M., Ruzicka, T., Grether-Beck, S., & Krutmann J. (2000). Enzyme plus light therapy to repair DNA damage in ultraviolet-B-irradiated human skin. *Proceedings of the National Academy of Sciences of the United States of America, 97*(4), 1790–1795.

Syed, D. N., Afaq, F., & Mukhtar, H. (2012). Differential activation of signaling pathways by UVA and UVB radiation in normal human epidermal keratinocytes. *Photochemistry and Photobiology, 88*(5), 1184–1190.

Tanew, A., Radakovic-Fijan, S., Schemper, M., & Hönigsmann, H. (1999). Narrowband UV-B phototherapy vs photochemotherapy in the treatment of chronic plaque-type psoriasis: A paired comparison study. *Archives of Dermatology, 135*(5), 519–524.

Taylor, J. S., & Cohrs, M. P. (1987). DNA, light, and Dewar pyrimidones: The structure and biological significance of TpT3. *Journal of the American Chemical Society, 109,* 2834–2835.

Terras, S., Gambichler, T., Moritz, R. K., Stücker, M., & Kreuter, A. (2014). UV-A1 phototherapy vs clobetasol propionate, 0.05 %, in the treatment of vulvar lichen sclerosus: A randomized clinical trial. *JAMA Dermatology, 150*(6), 621–627.

Tewari, A., Grys, K., Kollet, J., Sarkany, R., & Young, A. R. (2014). Upregulation of MMP12 and its activity by UVA1 in human skin: Potential implications for photoaging. *The Journal of Investigative Dermatology, 134*(10), 2598–2609.

Tokura, Y., Seo, N., Yagi, H., & Takigawa, M. (2001). Photoactivational cytokine-modulatory action of 8-methoxypsoralen plus ultraviolet A in lymphocytes, monocytes, and cutaneous T cell lymphoma cells. *Annals of the New York Academy of Sciences, 941,* 185–193.

Tyrrell, R. M. (2012). Modulation of gene expression by the oxidative stress generated in human skin cells by UVA radiation and the restoration of redox homeostasis. *Photochemical & Photobiological Sciences: Official Journal of the European Photochemistry Association and the European Society for Photobiology, 11*(1), 135–147.

Tzaneva, S., Kittler, H., Holzer, G., Reljic, D., Weber, M., Hönigsmann, H., & Tanew, A. (2010). 5-Methoxypsoralen plus ultraviolet (UV) A is superior to medium-dose UVA1 in the treatment of severe atopic dermatitis: A randomized crossover trial. *The British Journal of Dermatology, 162*(3), 655–660.

Viola, G., Fortunato, E., Cecconet, L., Del Giudice, L., Dall'Acqua, F., & Basso, G. (2008). Central role of mitochondria and p53 in PUVA-induced apoptosis in human keratinocytes cell line NCTC-2544. *Toxicology and Applied Pharmacology, 227*(1), 84–96.

Walters, I. B., Ozawa, M., Cardinale, I., Gilleaudeau, P., Trepicchio, W. L., Bliss, J., & Krueger, J.G. (2003). Narrowband (312-nm) UV-B suppresses interferon gamma and interleukin (IL) 12 and increases IL-4 transcripts: Differential regulation of cytokines at the single-cell level. *Archives of Dermatology, 139*(2), 155–161.

Werber-Bandeira, L., Herdy, A. M., Pagani, E. A., & Filgueira, A. L. (2014). Primary cutaneous T cell lymphomas: Photochemotherapy immunomodulation with analysis of the inflammatory-expansive cellular dynamic. *Dermatologic Therapy, 27*(2), 74–78.

Wilm, A., & Berneburg, M. (2015). Photoallergy. *Journal der Deutschen Dermatologischen Gesellschaft, 13*(1), 7–13.

Wlaschek, M., Briviba, K., Stricklin, G. P., Sies, H., & Scharffetter-Kochanek, K. (1995). Singlet oxygen may mediate the ultraviolet A-induced synthesis of interstitial collagenase. *The Journal of Investigative Dermatology, 104*(2), 194–198.

Xiao, B. H., Wu, Y., Sun, Y., Chen, H. D., & Gao, X. H. (2014). Treatment of vitiligo with NB-UVB: A systematic review. *The Journal of Dermatological Treatment,* 1–7. [Epub ahead of print].

Yamaguchi, T., Hiromasa, K., Kabashima-Kubo, R., Yoshioka, M., & Nakamura, M. (2013). Galectin-7, induced by cis-urocanic acid and ultraviolet B irradiation, down-modulates cytokine production by T lymphocytes. *Experimental Dermatology, 22*(12), 840–842.

Yamauchi, R., Morita, A., Yasuda, Y., Grether-Beck, S., Klotz, L. O., Tsuji, T., & Krutmann, J. (2004). Different susceptibility of malignant versus nonmalignant human T cells toward ultraviolet A-1 radiation-induced apoptosis. *The Journal of Investigative Dermatology, 122*(2), 477–483.

Yin, R., Dai, T., Avci, P., Jorge, A. E., de Melo W. C., Vecchio, D., Huang, Y.Y., Gupta, A., & Hamblin, M.R. (2013). Light based anti-infectives: Ultraviolet C irradiation, photodynamic therapy, blue light, and beyond. *Current Opinion in Pharmacology, 13*(5), 731–762.

Yogianti, F., Kunisada, M., Ono, R., Sakumi, K., Nakabeppu, Y., & Nishigori, C. (2011). Skin tumours induced by narrowband UVB have higher frequency of p53 mutations than tumours induced by broadband UVB independent of Ogg1 genotype. *Mutagenesis, 27*(6), 637–643.

York, N. R., & Jacobe, H. T. (2010). UVA1 phototherapy: A review of mechanism and therapeutic application. *International Journal of Dermatology, 49*(6), 623–630.

Young, A. R. (1987). The sunburn cell. *Photo-dermatology, 4*(3), 127–134.

Zarebska, Z., Waszkowska, E., Caffieri, S., & Dall'Acqua, F. (2000). PUVA (psoralen + UVA) photochemotherapy: Processes triggered in the cells. *Farmaco (Società chimica italiana : 1989), 55*(8), 515–520.